AF401152

PUBLICATIONS DU *PROGRÈS MÉDICAL*

HOSPICE DE LA SALPÊTRIÈRE

Service du Professeur CHARCOT

CLINIQUE OTOLOGIQUE ANNEXE

(Statistique de 1890)

PAR

Le Dr GELLÉ

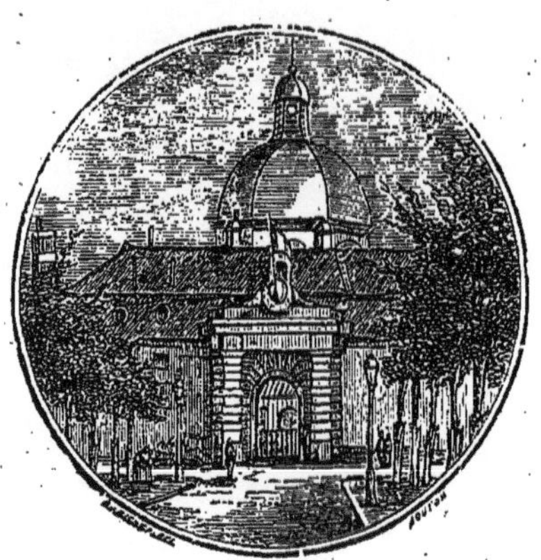

PARIS

<table>
<tr><td>AUX BUREAUX DU</td><td></td><td>Veuve BABÉ et Cie.</td></tr>
<tr><td>PROGRÈS MÉDICAL</td><td></td><td>ÉDITEURS</td></tr>
<tr><td>14, rue des Carmes, 14.</td><td></td><td>Place de l'École-de-Médecine</td></tr>
</table>

1892

PUBLICATIONS DU *PROGRÈS MÉDICAL*

HOSPICE DE LA SALPÊTRIÈRE

SERVICE DU PROFESSEUR CHARCOT

CLINIQUE OTOLOGIQUE ANNEXE

(Statistique de 1890)

PAR

Le Dr GELLÉ

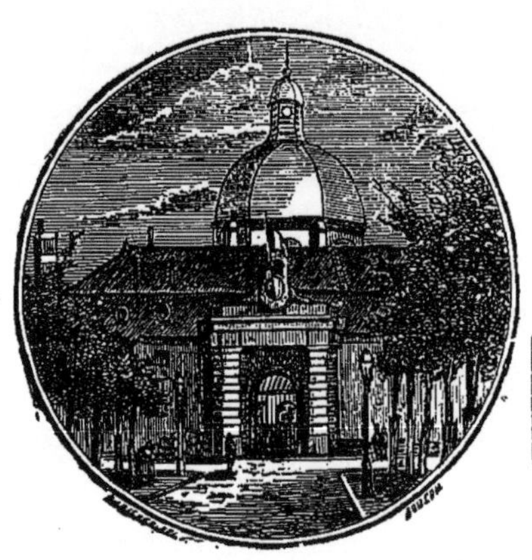

PARIS

<table>
<tr><td>AUX BUREAUX DU
PROGRÈS MÉDICAL
14, rue des Carmes, 14.</td><td>Veuve BABÉ et Cie.
ÉDITEURS
Place de l'École-de-Médecine.</td></tr>
</table>

1891

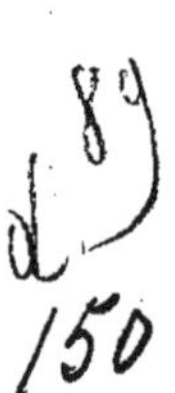

CLINIQUE OTOLOGIQUE ANNEXE

(Statistique de 1890)

I. — En publiant cette statistique analytique, je dois tout d'abord expliquer au lecteur que la Clinique otologique créée par M. le Pr CHARCOT, comme annexe de la Clinique des maladies du système nerveux à la Salpêtrière, est installée depuis un an seulement, et qu'elle a surtout pour but d'étudier, au point de vue de l'organe de l'ouïe, les malades si nombreux qui viennent à la consultation journalière du Maître.

Les cavités nasales et pharyngées et les oreilles sont examinées sévèrement dans tous les cas où le diagnostic peut être éclairé par une exploration de ces organes. Et cela est plus fréquent qu'on ne pense généralement en pathologie nerveuse. Aussi trouvera-t-on dans cette statistique un grand nombre de lésions otiques constatées dans le cours des affections les plus diverses du système nerveux ; le terrain de nos études se prêtant tout particulièrement à l'observation de ces rapports intéressants entre l'affection auriculaire et l'élément névrosique, ou la lésion des centres nerveux.

Combien de questions étiologiques ou de pathogénie à résoudre ? et d'abord y a-t-il lésion otique ? quelle part prend-elle dans la genèse du trouble nerveux observé ? quelle est celle de l'état nerveux psychique, mental ?

Ce sont là les problèmes de tous les jours à la Salpêtrière ;

et ce sont de véritables consultations que le chef de service demande dans certains cas précis. La réponse ne manque pas d'être délicate, quand il existe à la fois une lésion otique et une affection nerveuse. Aussi je pense que nulle part ailleurs on ne se convainc mieux de la nécessité où se trouve le médecin auriste de posséder une instruction médicale élevée, complète, avant de spécialiser ses connaissances générales dans l'étude des affections de l'appareil et des fonctions de l'ouïe. Les malades des salles offrent d'autre part une mine d'études otologiques féconde. C'est là que j'ai le plus clairement observé et démontré la surdité *sine materia* des hystériques, chez lesquelles on constate aussi, par contre, fréquemment la surdité par lésion.

C'est le motif de différenciations étiologiques et de constatations séméiologiques très intéressantes ; c'est là que j'ai observé si souvent la concomitance de certaines chorées, de l'épilepsie et des otorrhées datant de l'enfance ; et trouvé parfois le lien étiologique de ces diverses affections. J'y ai étudié les hallucinations auditives avec ou sans lésion otique ; examiné les oreilles dans le tabes, dans le diabète, dans les névralgies de la face, dans la maladie de Parkinson, dans l'exophtalmie, et dans les tics divers. Et toujours quand il y a trouble ou lésion otique, le problème se pose alors : à savoir, par quel point le mal a-t-il commencé ? Est-ce par l'oreille et l'affection du système nerveux ne serait-elle pas secondaire ? Est-ce au contraire par celui-ci, et l'affection d'oreille n'est-elle qu'un accident qui accroît ou entretient le malaise général, mais ne l'a pas créé ?

Rien de plus fréquent que la neurasthénie et que les symptômes auditifs subjectifs qui lui font cortège ! Mais elle succède ou s'associe fréquemment aux affections otiques sérieuses, surtout aux formes douloureuses, énervantes, à celles qui nuisent davantage au malade, pour peu qu'il soit prédisposé sans doute. En tous cas le médecin doit reconnaître les divers éléments du problème thérapeutique qu'il a à résoudre.

L'immense classe des vertiges nous a fourni un nombre remarquable de cas à étudier ; l'oreille étant le point de départ d'états et d'accès vertigineux dans certaines de ses affections chroniques ou aiguës. Il y a là une consultation spécialement instructive, car l'examen otologique vient s'appuyer sur l'étude clinique générale, à laquelle s'ajoutent l'examen des yeux, enfin l'épreuve électrique appropriée, le service de la clinique du Pr Charcot comportant ces divers éléments d'information réunis. L'intérêt est ainsi toujours soutenu et les malades suivis.

A ce premier noyau de malades internes, est venu se joindre bientôt un chiffre important de consultants du dehors, tant le besoin de cliniques hospitalières otologiques se fait sentir. Le Maître nous avait annoncé une consultation nombreuse ; il peut être satisfait. Nous avons, en effet, cette première année, donné 550 consultations sur les affections les plus diverses des organes auditifs et des cavités nasales et pharyngiennes qui s'y rapportent.

Nous aurions sûrement doublé ce chiffre, si les moyens dont la clinique otologique dispose ne laissaient à désirer comme toute création nouvelle. Mais, grâce à la bonne volonté de tous, grâce à l'impulsion du chef, le courant est établi, et la clinique-annexe marche régulièrement. Les desiderata signalés tout à l'heure disparaîtront peu à peu, et l'enseignement comptera un foyer de plus, grâce à la largeur de vues du Pr Charcot et à l'intérêt qu'il porte à tout ce qui touche à l'instruction des élèves. Ce premier travail montre l'utilité à ce point de vue de cette clinique-annexe et les services qu'elle est appelée à rendre aux malades.

Jusqu'ici nous avons pu éviter l'encombrement, et cela a son importance en otologie surtout pour que l'observation soit facile, complète, scientifique, et utile au malade ; car les constatations sont nombreuses, et les recherches doivent porter successivement sur les deux oreilles, les fosses nasales, le cavum et le pharynx presque toujours. L'état de surdité des sujets n'est pas fait pour faciliter la rapidité des épreuves nécessaires, et les rend trop souvent vaines. L'examen est toujours long ; le traitement topique de même est long et délicat ; de plus, bien des diagnostics sérieux exigent l'observation complète du malade et des examens renouvelés. L'intérêt du malade et des études médicales commande donc une grande patience et une sage lenteur. La plupart des épreuves d'auscultation exigent, en outre, un silence qu'il n'est pas possible d'obtenir au milieu des foules.

II. — Il est intéressant de montrer quelles sont les affections nerveuses les plus fréquemment notées comme coïncidant avec les troubles variés de l'audition, tels que les bourdonnements d'oreilles, les tintouins, les battements pulsatiles, les otalgies, la surdité, l'ouïe douloureuse, les vertiges, etc., et de savoir les lésions otiques qui se rencontrent dans les névropathies à quelque titre que ce soit. L'importance, le nombre, le diagnostic de ces maladies auditives apparaissent clairement à la lecture des tableaux de notre statistique.

Les rapides études cliniques qui suivent\ mettront en lumière ces rapports entre l'oreille et les maladies nerveuses.

L'Hystérie. — Plusieurs de nos malades étaient atteintes de la grande hystérie. Au milieu d'un ensemble de troubles nerveux, elles offraient de l'hémianesthésie, tantôt de la contracture, tantôt une vision affaiblie, tantôt de l'hémi-surdité. Je prends les cas les plus simples, où la surdité unilatérable était complète. Ces cas sont très instructifs à tous les points de vue. Pour le neuropathologiste il y a là une manifestation tranchée de la névrose, nettement démontrée par la multiplicité des autres stigmates ou symptômes observés. Cependant ce n'est pas toujours le cas, et l'oreille peut être seule atteinte ou offrir la manifestation morbide la plus accusée.

C'est pour l'auriste alors que le fait offre de l'intérêt ; en effet, le diagnostic de la surdité nerveuse doit être posé et prouvé nettement ; ne serait-ce que pour éviter au malade des traitements topiques actifs auxquels peut conduire une erreur de diagnostic. Pour éliminer toute lésion de l'appareil auditif dans ce cas de surdité, le médecin doit posséder à fond les signes de l'état d'intégrité de l'organe et de ses fonctions. Ce n'est pas ici le lieu de développer cette symptomatologie, mais l'étude de nos hystériques atteintes d'hémisurdité nous fournira amplement un inventaire des signes les plus précis de l'absence de lésion fonctionnelle ou objective dans un organe paralysé, permettant ainsi de conclure à l'origine nerveuse du mal observé.

L'hémisurdité hystérique est absolue, tranchée dans ses limites, le plus souvent, mais non toujours ; prenons le fait le plus simple et le plus clair : la surdité est unilatérale, complète.

Voyons les caractères de l'intégrité de l'organe de l'ouie : Le tympan est normal d'aspect, de mobilité, de translucidité. Il obéit à l'aspiration du spéculum de seigle, et aux efforts de l'épreuve de Valsalva ; et les déplacements se reproduisent facilement, le retour élastique à la position normale étant facile à la moindre déglutition. L'aération de la caisse se fait du premier coup par le Valsalva ; elle assourdit le sujet légèrement par l'excès de tension intra-tympanique et aussi bien pour les sons crâniens que pour ceux du dehors.

Le diapason posé sur le vertex est perçu dans toute la tête, et le son se latéralise à volonté du côté de l'oreille que l'on bouche du doigt. Le son du diapason est encore perçu en face des oreilles, quand il a cessé de l'être par la perception crânienne. Sur le tube otoscopique binauriculaire, le diapason ou la montre posés au milieu de l'anse sont perçus des deux côtés ; et un déplacement de quelques lignes suffit à latéraliser le son à droite ou à gauche : l'orientation est nette. La montre est perçue dans le sens de l'axe auditif, à la portée de 75 centimètres au moins ; et le sujet indique vivement entendre, sans efforts de recherche. La parole est entendue à distance, sur tous les tons, et derrière le sujet, non prévenu.

L'auscultation otoscopique indique une facile aération et la grande mobilité du tympan ; mais ses données doivent être contrôlées par l'inspection avec le spéculum auriculaire, qui montre les mouvements sensibles du manche du marteau, les déplacements de l'umbo et les modifications du triangle lumineux.

D'autre part, si l'on exerce une douce pression avec la poire à air adaptée au conduit auditif, le son du diapason-vertex s'atténue à chaque pression et à volonté, trahissant la mobilité de l'étrier. Le son du diapason posé en face de l'oreille opposée est aussi affaibli par ces pressions sur l'un des organes. Cette épreuve dernière doit être faite successivement à chaque oreille ; elle prouve l'intégrité du réflexe d'accommodation binauriculaire ; mais de plus elle démontre l'activité de l'appareil musculaire et des tenseurs surtout, qu'elle sollicite indirectement. Cette activité des muscles peut encore être rendue sensible par les contractions des peaussiers de la face ou des masticateurs qui font diminuer l'intensité du son d'un diapason aérien (un tube de caoutchouc adapté à l'oreille au bout duquel le diapason pend en liberté) aussi bien que celle du diapason-vertex. Ainsi on aura la certitude que les organes auditifs sont sains et ont toutes leurs fonctions normales.

Voyons ce qui est modifié dans ces résultats par le fait de l'hémisurdité hystérique. Tout d'abord la surdité est unilatérale : le diapason-vertex est perçu du côté sain, et l'occlusion du méat du côté sourd ne déplace pas cette audition latéralisée. L'aération de la caisse n'y change rien non plus. La mobilité et l'élasticité du tympan sont manifestes, à l'auscultation et à la vue ; à l'auscultation avec l'otoscope du son du diapason-vertex que le Politzer affaiblit franchement et qui passe net après une déglutition, nuances que le sujet ne perçoit pas ; à la vue, l'inspection montrant les deux tympans identiques. Mais les signes objectifs sont des guides moins sûrs que les signes fonctionnels ; il suffit d'un coryza pour que le Valsalva ne puisse mouvoir le tympan au moment voulu ; il suffit d'une altération légère pour masquer l'aspect de la cloison ; et l'on sait bien que l'audition est souvent conservée avec des modifications pathologiques radicales de l'habitus extérieur de la membrane.

Les signes fonctionnels sont plus délicats à saisir ; mais ils ont une pénétration bien plus grande. Dans le cas particulier de l'hémianesthésie du sens de l'ouïe, on constate par l'épreuve des pressions que le son du D. — V. est atténué, qu'on agisse du côté sourd ou du côté sain ; cette action portée sur l'oreille sourde modifie la sensation perçue à travers les solides du crâne, ce qui est normal, et indique que le tympan, la chaîne et l'étrier obéissent et se meuvent naturellement. De plus, fait également para-

doxal, les pressions sur l'oreille sourde agissent sur l'audition des sons aériens par la bonne oreille. Les synergies
de l'accommodation binauriculaire sont donc actives et les
réflexes faciles, ce qui est encore normal. L'appareil auditif, au point de vue statique comme au point vue dyna-
mique, ne laisse rien à désirer ; il est donc normal.

Conclusion. — Seul, le système nerveux sensoriel est en
faute ; et le transfert sans doute serait susceptible de modifier cette surdité nerveuse et de rétablir en partie la
fonction.

En présence d'un organe sain et sourd, le nerf acoustique et ses divisions peuvent être incriminés ou le centre
sensoriel lui-même.

La persistance si nette des réflexes binauriculaires éloigne
ici toute idée de lésion labyrinthique.

Une anesthésie des centres sensoriels peut exister au
contraire en laissant les actes réflexes intacts. On sait que
c'est le cas dans l'hémianesthésie hystérique. Voilà notre
diagnostic posé ; d'abord par exclusion de l'appareil
de transmission tympanique trouvé sain ; puis par exclusion
du labyrinthe à son tour éliminé, vu l'état d'intégrité des
réflexes. Dans cette surdité, la branche sensorielle seule
est frappée ; la branche excitomotrice fonctionne en effet
comme sur l'oreille normale. Il y a donc en pareil cas disso-
ciation fonctionnelle des deux branches de l'acoustique.

Au contraire, dans les lésions de la caisse du tympan et
du labyrinthe, non seulement il y a un affaiblissement de
l'audition, mais de plus des bruits subjectifs, des vertiges,
de l'ouie douloureuse, etc., montrant la participation des
deux branches ampullaire et sensorielle à la fois frappées
par l'affection otitique ; enfin les réflexes sont éteints ou
empêchés, les fonctions dés deux rameaux de l'auditif se
trouvant atteintes du même coup. Dans l'hystérie, c'est
d'une paralysie sensitive seulement qu'il s'agit ; son
origine est centrale. Dans l'otite aiguë, dans la panotite,
tout est en souffrance, et les troubles observés démontrent
que le nerf cochléaire et le nerf des ampoules, directement
ou indirectement touchés, souffrent en même temps : c'est
la double réaction labyrinthique.

Tels sont les résultats de l'examen de ces hémisourdes

hystériques. Au point de vue de la séméiotique, chaque fois qu'on rencontrera ces signes locaux de l'intégrité de la fonction d'accommodation et de transmission des sons, le diagnostic de surdité nerveuse doit être posé (Obs. 29, 209, 215).

Mais quel que soit le trouble otique observé, dès que l'on aura constaté ces signes, le même diagnostic sera assuré : l'affection a son siège dans le système nerveux central. Le trouble périphérique est secondaire.

Il en sera ainsi, par exemple, si le sujet se plaint, non plus de surdité, mais de bourdonnements unilatéraux ou bilatéraux ; de même en cas de vertiges, d'otalgie, l'audition restant affaiblie ou non. Signes d'une hyperesthésie profonde, ces combinaisons sont fréquentes dans la neurasthénie, et il y a le plus grand intérêt à savoir reconnaître à coup sûr la pathogénie purement nerveuse et l'origine centrale de l'affection d'apparence auriculaire. La surdité, cependant, n'est pas toujours absolue, ni exclusivement unilatérale chez les hystériques ; on observe aussi des affaiblissements de l'ouïe des deux oreilles et le diagnostic par exclusion parvient encore à en découvrir l'origine névrosique, car les deux organes sont normaux sous le rapport de l'aération et des mouvements, et les réflexes sont évidents des deux parts, phénomène remarquable en présence d'une double surdité. Cependant il faut bien, pour trouver ces signes, que la perception du diapason existe encore, car il n'est pas de recherche possible en ce sens si la surdité est absolue. Il y a donc des faits qui échappent à notre exploration, mais ils sont rares. Le n° 139 en est un triste exemple.

Obs. 139. — Cette jeune femme P..., 24 ans, est sourde depuis 5 ans ; en un an elle est arrivée au point où nous la voyons.

Cela a débuté par une paraplégie, qui a duré 2 mois, par des demi-syncopes, une fatigue générale, des douleurs dans les membres inférieurs ; quand elle a pu se lever, elle s'est aperçue qu'elle était sourde absolument, elle n'entend ni voix, ni cris, et cela dès le début existait ainsi. Rien avec l'audiphone, rien au diapason volumineux, au sifflet, par les chocs sur le sol. L'inspection méthodique des oreilles montre leur état d'intégrité complète ; aération facile ; mobilité à la vue de la cloison et du manche. On lui écrit les questions, elle parle très bas ;

ne sait pas lire sur les lèvres; peu vive d'intelligence, elle n'offre ni anesthésie ni points douloureux; on a eu beaucoup de peine à l'hypnotiser; elle a pris une courte attaque de nerfs qui n'a rien modifié. Toutes les épreuves qui sollicitent les réponses du sujet sont écartées ici. Les douches ni le sirop de Gibert n'ont rien changé.

Mais il n'en est pas toujours ainsi et les hystériques sont susceptibles d'être atteintes d'affections auriculaires communes. Dans ces conditions, il peut se présenter plusieurs cas: tantôt la lésion otique existe du même côté que l'hémianesthésie sensorielle, tantôt elle se trouve sur un territoire différent de l'hémianesthésie. On aurait la tendance, dès lors, à rapporter cette surdité à la maladie nerveuse générale; c'est un cas fréquent. L'exploration des oreilles donne l'explication du phénomène, elle découvre une lésion otique objective, appréciable; en voici un exemple.

Obs. 140 (résumée).—C..., jeune fille hystérique, est atteinte d'atrophie et de contracture du côté droit; or, elle a une surdité unilatérale gauche absolue; D. —V. = O. D. par l'air = O. Mais l'exploration fait constater d'anciennes lésions oubliées de cette oreille, qui a suppuré; le tympan opaque méconnaissable, gondolé, est déprimé sur le fond de la caisse et soudé en haut sur les osselets, la douche d'air vigoureuse ne le change pas; la raréfaction soulève un peu le segment antéro-inférieur, et l'audition y gagne quelque peu aussitôt; mais le bénéfice ne dure pas; d'autres accidents interrompent le traitement local. On voit que la lésion gauche est grossière et explique tout.

On observe la surdité sans lésion otique ailleurs que chez les hystériques, et j'en ai vu plusieurs cas (n°s 39, 80, 81 et 42). Je l'ai parfaitement constatée sur deux sujets frappés par la foudre. L'absence de lésion était surtout très nettement démontrée chez l'un d'eux (n° 80), qui offrait une surdité unilatérale et une paralysie faciale du même côté. La perte de l'ouïe était complète; les organes étaient sains, faciles à aérer; les pressions positives et les réflexes normaux en agissant de l'oreille sourde sur l'autre. Le n° 39, atteint de syphilis cérébrale (hémiplégie, puis contracture d'un côté) et qui entend bien actuellement la parole, et perçoit la montre à 1 mètre de distance à droite et à gauche, se rappelle (et sa dame aussi) qu'il était tout à coup devenu sourd totalement la veille du jour où il fut pris de son attaque de paralysie; inutile de dire que ses organes sont sains.

III. — *La Neurasthénie.* — Il est un état particulier de faiblesse irritable du système nerveux dans lequel on observe fréquemment, et développés au plus haut point, les divers troubles subjectifs de l'ouïe (bruits d'oreilles, douleurs otalgiques, hyperacousie, etc.), c'est la neurasthénie. Tantôt on a sous les yeux un neurasthénique atteint d'affection des oreilles; tantôt c'est à la suite d'une maladie de ces organes que l'état névropathique s'est montré. Nous possédons des observations de chaque type ; cependant il faut avouer que ceux du premier genre sont les plus nombreux. De ce que les symptômes habituels des affections de l'oreille sont le tourment ordinaire du neurasthénique, il s'en suit une confusion facile ; il est donc fréquemment demandé au médecin auriste de reconnaître d'où viennent ces troubles subjectifs, et si l'organe délicat de l'ouïe ne présente pas de lésions ; oui ou non ont-ils une origine otique ?

D'autre part, l'association de la neurasthénie avec les maladies des oreilles est aussi fréquente. Il faudra cependant que le médecin se reconnaisse au milieu de ce conflit d'actions et de réactions ; qu'il sache discerner si ces bruits, ces otalgies, ces névralgies, cette hyperesthésie de l'ouïe, ces troubles de la vue, ces vertiges, ces obtusions des idées, ces maux d'estomac, ces faiblesses musculaires, ces peurs des espaces, etc., sont dus à quelque lésion auriculaire, où sont exclusivement le tableau d'un état neurasthénique. Il faut avouer que le praticien expérimenté peut seul espérer alors voir quelque peu clair dans cette multiple pathogénie. Il ne convient pas d'être ici particulièrement névropathologiste ou auriste; c'est une synthèse pathologique qu'il s'agit d'étudier, un tempérament médical exclusif n'y parvient pas; une instruction encyclopédique donne un meilleur résultat, car le praticien ne saurait méconnaître l'existence de ces complexes conditions et associations morbides, seules indications sérieuses du traitement à instituer.

La clinique nous fait voir également combien le système nerveux est fortement affecté dans les maladies aiguës de l'oreille qui causent, en effet, depuis le délire, le coma, les convulsions, les vertiges, la céphalalgie, les névralgies, etc., jusqu'aux douleurs les plus graves. Cause ou effet, il est évident que la neurasthénie évolue dans la pathologie auriculaire et réciproquement. L'otologiste devra peser l'influence de chacun des deux éléments étiologiques afin d'instituer son traitement d'après cette appréciation délicate.

A la clinique-annexe j'ai eu à soigner toute une série de malades de cette catégorie ; or, je dois dire dès l'abord que les sujets qui se plaignaient des vertiges les plus tenaces, des tintouins les plus agaçants, etc., etc., ont offert presque toujours comme élément prépondérant, responsable des récidives et des rechutes, la neurasthénie. L'action prédominante de celle-ci apparaît évidente quand la lésion auriculaire est manifestement insuffisante à causer le trouble fonctionnel otique avec l'intensité et les réactions générales dont se plaint le sujet ; tel est le cas du N° 24.

Obs. 24. — Chez cette personne qui, avec une audition de la montre dépassant 65 centimètres à droite et à gauche, était affectée de bourdonnements affolants, de vertiges, de troubles de l'équilibre incessants, pour ne citer que ce qui pouvait attirer l'attention sur les oreilles, on trouve pour toute lésion 2 bouchons de cérumen énormes, il est vrai.

Cette prédominance de l'élément névropathique ne se montre pas moins dans le cas suivant ; la patiente présentait des lésions de la caisse tympanique très visibles ; mais les troubles nerveux qu'elle éprouvait étaient développés dans des proportions telles que l'influence de la neurasthénie est nécessaire pour l'expliquer. Le traitement a montré rapidement du reste le bien-fondé de ce jugement.
Voici cette observation instructive :

Obs. III (résumée). — Mme V..., 33 ans, se plaint de bruits incessants qui existent dans toute la tête, la malade ne désigne même pas spécialement les oreilles. Elle est professeur de piano et depuis quelque temps les bruits du dehors la font souffrir ; les retentissements des voix, les cris, les sons du piano la font tressaillir ; cela lui cause aussitôt une secousse violente dans la tête et à l'estomac ; elle défaille ; elle est prise de vertiges, au point de tomber, mais ne perd jamais connaissance. Elle a dû cesser de chanter et de donner des leçons de piano. Elle souffre aussi constamment de mal de tête à la région frontale et au niveau de la racine du nez ; elle est atteinte d'un coryza chronique avec sécrétion puriforme, inodore, très abondante.

C'est, en apparence, une femme fortement bâtie, intelligente et très active. Elle n'a jamais eu de troubles hystériques.

Ce sont ses bruits incessants qui la mettent dans cet état de faiblesse et d'émotivité insupportables. L'exploration montre l'existence d'une affection catarrhale chronique avec aspect subœdémateux de la muqueuse des 2 fosses nasales, du cavum, et d'une pharyngite sèche consécutive.

Les 2 tympans sont normaux, mais avec une rétraction assez forte. Leur mobilité en dehors est entière, facile avec le Valsalva ; le retour est rapide et énergique par la déglutition, le nez pincé, mais produit aussitôt une aggravation du bourdonnement que le Valsalva avait en partie calmé.

Les trompes sont donc perméables largement par le Valsalva et sans gargouillement. L'audition de la montre est à peu près normale, 75 cent. à droite et à gauche ; et la perception crânienne bonne sur le front et sur les apophyses mastoïdes. Le claquement tympanique, net et ample, indique une mobilité plutôt exagérée, surtout à droite, par le Valsalva, avec augmentation de l'audition du diapason-vertex. Le diapason-vertex est très mal supporté, il retentit douloureusement dans la tête. Les pressions centripètes donnent de chaque côté des résultats nets et positifs, et ne provoquent pas de sensation vertigineuse. Les réflexes de l'accommodation binauriculaire, qui sont si facilement annihilés par la moindre lésion tympanique, sont ici très francs ; et l'on agit très manifestement sur l'audition par l'oreille droite au moyen des pressions centripètes, exercées sur l'oreille gauche. Donc, les organes de l'audition sont en bon état, et les appareils de transmission normaux.

L'affection paraît être surtout nerveuse. La partie nerveuse de l'oreille n'offre certainement pas de lésion sérieuse, car il n'y a par les pressions aucune provocation de vertiges, et l'audition est excellente. Il semble donc que l'on doive admettre, et c'est à quoi je vois forcé de conclure, qu'il y a là un état d'hyperesthésie acoustique extrême, sans doute d'origine centrale, car les deux organes sont également atteints. Cependant (et c'est ici que l'auriste intervient et ajoute à l'étiologie générale un élément auriculaire, et au traitement une indication nette) on a remarqué que l'action d'aérer les deux caisses par les trompes perméables soulageait la malade et suspendait pour quelque temps les bruits qui la tourmentent ; de plus, que la déglutition, le nez pincé, avait aussitôt pour effet de faire reparaître les bruits dans la tête. A mon sens, on est autorisé, d'après cela, à admettre qu'il entre dans la genèse du trouble observé un élément otique ; qu'il existe aussi une modification morbide quelconque de l'organe périphérique, d'où il suit que l'origine des tourments de la malade n'est pas exclusivement cérébrale. L'oreille est l'occasion de réactions nerveuses en disproportion avec la cause, il est vrai. Mais cela devient très clair, je pense, si le traitement topique, dont l'aération des caisses fait partie, soulage sûrement la patiente. On voit toutes les délicatesses du diagnostic.

A ce propos j'ajoute ceci : Il est un élément causal qu'on ne doit pas négliger de signaler en pareil cas pour comprendre l'extension du mal aux deux organes de l'ouïe : c'est la rhinorrhée chronique, la rhino-pharyngite, inflammation locale préexistante dont la propagation facile aux deux oreilles est la cause habituelle des otites chroniques. La séméiotique de ces inflammations subaiguës nous échappe totalement à leur début ; mais nous connaissons l'évolution de ces maladies auriculaires à hyperesthésie acoustique ; la clinique montre qu'après la période d'éréthisme, comme l'a nommée Triquet, vient celle où la fonction se perd, et où tous les signes de la sclérose confirmée se trouvent alors indiscutables.

En résumant les divers éléments de cette discussion, c'est donc évidemment à une neurasthénique que nous avons affaire ; mais l'hyperesthésie sensorielle bilatérale est sans doute entretenue par une affection otique légère ; de là, des indications multiples locales et générales. Au reste, ce n'est pas la dernière fois que j'aurai à montrer cette coïncidence remarquable entre les catarrhes chroniques du nez, les troubles subjectifs de l'oreille et la neurasthénie. La rapidité avec laquelle on soulage temporairement ces malades neurasthéniques, et la trop grande facilité avec laquelle les troubles névropathiques reparaissent à la moindre excitation permettent de juger du rôle de l'élément nerveux dans leurs manifestations otiques. Cela est évident dans le fait suivant :

Obs. N° 17. — La dame F..., âgée de 41 ans, nous donne le tableau complet de cette affection générale, la neurasthénie ;

ello a des vertiges, des bourdonnements qui l'affolent ; elle est émotive au suprême degré ; elle se plaint de sa torpeur intellectuelle, d'un affaiblissement de l'intellect avec perte de mémoire; elle éprouve de l'ennui, des troubles de la vue et de l'incapacité motrice depuis plusieurs années. Déjà ses bourdonnements et son état nerveux ont été soulagés par l'enlèvement de deux bouchons de cire, il y a deux mois ; mais le mieux a duré un mois à peine ; elle revient avec les plaintes identiques sans que des bouchons de cérumen puissent aujourd'hui servir à l'explication des bourdonnements et des vertiges qu'elle annonce éprouver. Son audition est excellente; l'examen avec la montre donne une portée de plus de 1 mètre à droite et à gauche.

Cette malade a été longtemps atteinte de flux nasal autrefois. Voilà un type de neurasthénie avec troubles subjectifs accusés de l'audition, sans lésion apparente des oreilles ; sans doute avec une aération insuffisante par les trompes engouées. L'engouement des trompes suffit dans l'état neurasthénique. A ce propos, voici le cas suivant : ·

Obs. N° 33. — La dame L..., 33 ans, mal réglée, est sourde à crier à ses oreilles ; elle a eu des douleurs otalgiques il y a 10 ans ; s'est assourdie peu à peu depuis lors. Elle nourrissait à ce moment. Elle se plaint d'un retour de bourdonnements en jets de vapeurs dans les deux oreilles, mais plus à gauche ; elle voit du brouillard devant ses yeux ; il lui prend 15 jours avant l'époque menstruelle des battements violents, des pulsations dans les oreilles ; ces bruits l'étourdissent. La surdité est totale ; le diapason-vertex = O. Le diapason est à peine perçu à droite. Les réflexes sont perdus. A l'auscultation, à l'inspection, signes de sclérose double ancienne. Une grippe récente, avec rhino-pharyngite catarrhale fébrile, a retenti sur les oreilles ; de là l'accroissement fatal des bruits et l'éréthisme actuel. Amélioration par le Politzer.

La neurasthénie prend parfois, sous l'influence des troubles de l'ouïe, l'allure de l'hypochondrie.

Obs. N° 187. — M.... est un homme de 49 ans, très travailleur ; il a depuis un an des vertiges à croire qu'il va tomber et a dû cesser son travail ; des bourdonnements atroces et de timbres variés le tourmentent depuis trois mois, jour et nuit ; de plus, il s'aperçoit avec terreur que son oreille gauche rapidement devient dure ; or, il chante le soir dans les chœurs. Anorexie, dyspepsie, abattement, tristesse, prostration de l'intelligence très accusés. Il y a quelques douleurs persistantes le long de la mâchoire et dans les régions sous-lobulaire et mastoïde. La montre est entendue à 50 centimètres par l'oreille droite, et à 12 centimètres par la gauche ; les pressions centripètes sont positives à droite (D./tube = Bien ; D./V. = Bien) et négatives à gauche, et les réflexes binauriculaires sont nuls des deux côtés. La trompe droite est perméable, mais la gauche non, avec le Valsalva ou la déglutition. Le tympan gauche est excavé, sombre, tendu ; pas de triangle lumineux ; gros vaisseau le long du manche du marteau. Le sujet n'est ni alcoolique, ni hémorrhoïdaire ; il veille tard. En somme, otite subaiguë hypertrophique avec rhino-pharyngite chronique, à faux piliers épais, secs, rouges ; congestion et veinosités accusées. Peu à peu, le traitement topique fait disparaître cet engorgement ; l'air passe et la montre est perçue à 50 centimètres à gauche. En un mois, l'état général est totalement modifié, la neurasthénie et la dépression morale ont disparu.

L'influence de la lésion otique sur le développement de l'état névropathique est évidente ici. J'appelle l'attention sur cet état variqueux, congestif, subœdémateux et sans exsudat de la muqueuse du pharynx ; il a été souvent noté dans les cas de neurasthénie avec prédominance des troubles auditifs qui m'ont été soumis.

Obs. N°23.— Lap... nous a montré cette association de la neurasthénie avec des lésions très nettes des oreilles et des fosses nasales. Il a de la rhinite hypertrophique avec sténose gauche. Une pharyngite chronique, arthritique, indolore subœdémateuse, à faux piliers, et une otite subaiguë congestive avec épaisseur des tissus et obstruction tubaire plus forte à gauche. Gras, fort, emphysémateux, il se plaint de bruits assourdissants qui le mettent dans un état de dépression mentale déplorable. Il est vertiginé, abattu, la tête lourde, incapable de penser et de travailler depuis qu'il a cette affection nasale et ces troubles auriculaires. Dès qu'ils diminuent, il va mieux ; son énergie et ses facultés renaissent, mais il reste hypochondriaque.

Obs. N° 24. — Le demoiselle G..., atteinte de migraine ophtalmique, est tourmentée par des vertiges, des bourdonnements agaçants ; elle a des accès subits de malaise avec bruits d'oreilles, rougeurs de la face, frissons, tremblements, flammes devant les yeux, troubles de la vue et tendance à tomber si elle se penche en avant ; elle éprouve des craquements dans la nuque ; elle est émotive et prend peur dans la rue sans motif ;

ses malaises redoublent aux époques menstruelles. Elle graillonne d'ordinaire tous les matins ; elle a déjà été longtemps soignée pour une rhinorrhée chronique actuellement calmée, mais elle rend encore des crachats épais et abondants au lever. La montre est entendue à 65 cent. à droite et à gauche, et bien perçue sur le crâne. Le diapason-vertex, central, est perçu plus faiblement que par l'air, des deux côtés. L'oreille droite semble être plus sensible aux sons du diapason, et la malade se dit péniblement affectée par les bruits du dehors. Deux bouchons de cérumen emplissent les conduits et expliquent en partie l'autophonie. Nous voyons associés ici la rhinite chronique et la neurasthénie, mais il y a de plus la migraine ophtalmique. Les tourments dus aux troubles subjectifs de l'ouïe ne sont certainement pas expliqués complètement par la présence de ces bouchons de cérumen, d'ailleurs récents, l'état névropathique intervient pour la plus grande part. Les phénomènes sensitifs, en effet, s'imposent à la conscience par leur intensité ; mais elle les subit plus facilement dans l'état d'émotivité neurasthénique.

Voici un cas analogue, à troubles gastriques graves.

Obs. N° 138.—Deel..., 39 ans, est un homme grand, maigre, à visage émacié. Depuis le mois d'octobre dernier, il vomit à tout instant, aussi l'a-t-on soigné pour une affection gastrique ; il a fait sans succès de plus des lavages de l'estomac. Les vomissements de bile sont liés à des vertiges terribles avec menace de chute qui le prennent au moindre geste. Il les a à propos de tout déplacement de la tête, des yeux ou du corps. Douleurs à l'occiput, autour de la tête, à la nuque. Sensation continue du besoin de ravaler, insomnies fréquentes. Rien à la gorge, ni dans les fosses nasales ; examen rhinoscopique négatif. Sensibilité extrême aux bruits. Deux énormes bouchons dans les conduits auditifs. On a enlevé les bouchons, mais on ordonne les douches froides et le sulfate de quinine comme calmant, car l'hyperesthésie n'est ici qu'une sorte de névralgie de l'acoustique, et c'est à l'état neurasthénique qu'il faut s'attaquer.

On remarquera l'erreur de ceux qui n'ont vu qu'une gastralgie ou une dyspepsie dans ces nausées et ces vomissements. Dans certaines observations, la lésion otique est très nette, mais l'état de neurasthénie domine, aggrave les souffrances et surtout cause les rechutes après le succès d'un traitement sérieux.

Obs. N° 31. — En voici un exemple saisissant : Depuis deux mois, cette femme de 40 ans est atteinte de bourdonnements dans la tête, avec état vertigineux et vomissements, au lever, quand elle se couche sur le côté droit... ; elle appréhende les mouvements. Son oreille gauche reste excellente ; M. = 1 mètre, et plus à gauche ; à droite, M. = 1 centim. à peine. Pressions centripètes négatives = O., D. V. perçu à gauche ; pas de vertige provoqué. Tympan sans triangle lumineux, mat, déprimé ; trompe non libre à gauche. Le Politzer passe, claquement tympanique et soulagement immédiat de la tête, annoncé par le sujet. En 15 jours les vertiges ont disparu, et l'état général se rétablit à la campagne. Un mois après son retour, l'état neurasthénique reparaît, et les troubles vertigineux avec lui. Elle veille beaucoup ; ses bruits sont revenus, l'ouïe est douloureuse à droite, où la montre est perçue à 15 centimètres depuis le premier traitement. Le pharynx est congestif de nouveau et plein de veinosités ; les règles sont irrégulières. Les vertiges sont plus forts au lit ; il y a tendance à la rotation à droite ; le tympan est immobile, la trompe close. On reprend le traitement local interrompu trop tôt, et le sulfate de quinine déjà ordonné ; puis les douches froides qui achèvent en mai la guérison.

Il est curieux d'observer ici la marche parallèle des troubles généraux et des lésions otiques et pharyngées : L'action de l'épuisement par les veilles et d'une mauvaise alimentation est évidente comme cause de la récidive des accidents pharyngés et otiques.

A la lecture de ces résumés on voit combien il est difficile mais indispensable de faire la part exacte au point de vue de la genèse des troubles observés entre l'état neurasthénique évident qui grossit et amplifie tous les symptômes, et la lésion de l'oreille évidente aussi, et qui peut certainement être l'élément principal et le point de départ des accidents. Dans la pathogénie, on peut trop accorder à l'un ou à l'autre de deux facteurs ; mais en thérapeutique on est toujours sûr, en modifiant l'état général, de satisfaire à une indication de premier ordre.

Cependant, comme le nombre est grand des malades qui, soit après l'extraction d'un bouchon volumineux, soit après le redressement d'un tympan en intropulsion qui comprimait la chaîne des osselets et sans doute par elle le labyrinthe, se trouvent aussitôt soulagés ; les uns d'une oppression de l'intellect, d'une compression cérébrale avec obtution des idées, les autres d'un bourdonnement ou d'une autophonie agaçants, soit de vertiges inquiétants par leur retour ; on ne peut nier l'utilité d'intervenir alors localement, et de remplir hardiment toute indication basée sur l'exploration des oreilles.

La sensibilité excessive des sujets et leur excitabilité réflexe ne sont pas faciles à juger ; c'est chez les neurasthéniques que des causes futiles provoquent des effets réflexes tout à fait disproportionnés, mais, *sublata causa*, la réaction est modifiée. L'oreille guérie, le mieux persiste.

Ajoutons qu'ils supportent les procédés d'examen et de traitement avec une intolérance des plus caractéristiques. Les bourdonnements, l'autophonie, l'hyperacousie, ou l'ouïe douloureuse, les vertiges, etc., sont des symptômes très habituels dans la neurasthénie ; il se peut cependant que par son intensité et sa gravité le vertige soit tout à fait sur le premier plan du tableau symptomatique. Est-ce un vertige de Ménière ? c'est l'objet presque exclusif des plaintes du malade, et de la préoccupation du médecin. S'il y a une lésion otique quelle qu'elle soit, concomitante, le diagnostic devient certes très difficile ; car on comprend aisément qu'il se produise un état nerveux marqué sous l'influence de pareilles souffrances et des terreurs qu'elles font naître. L'accès de vertige à lui seul suffit à créer l'émotivité de la neurasthénie. L'histoire du malade aide à démêler tout cela ; elle apprend souvent que le sujet a déjà offert des troubles et des manifestations multiples analogues ; et quelquefois qu'il y a eu plusieurs séries semblables à des intervalles plus ou moins longs.

L'observation 157 est très instructive à ce point de vue comme la précédente. On y voit de plus l'effet rapide du traitement dirigé à la fois contre l'élément otique, la compression du labyrinthe conditionné par l'obstruction des trompes et une otite subaiguë, et contre l'état nerveux, la prédisposition manifestement névropathique du sujet.

Obs. 157. — Mme F..., 49 ans, grosse, grasse, s'affaisse sur sa chaise, comme étourdie. Elle avait un accès de migraine mensuel ; sourde à faire répéter toute question ; sa fille répond pour elle. Elle a cessé de voir depuis 4 ans. Emotive, elle pleure, ne peut plus travailler ; tout tourne autour d'elle, elle est comme ivre ; sa maladie a débuté, il y a sept ans, par un violent accès de vertige qui l'a jetée à terre à moitié en syncope, mais sans perte de connaissance, elle resta 36 heures à dormir, à tourner, avec des chocs bruyants, épouvantables dans la tête, des battements, etc... Pendant 4 mois elle ne peut se lever, puis lentement, soutenue, elle put marcher en titubant ; en 6 mois elle avait recouvré la santé. Un an après même accès de vertige et vomissements ; les tournoiements durèrent 1 mois, cette fois-là. Pendant 2 ans elle peut reprendre encore son travail ; très nerveuse, très impressionnable toujours. Il y a 7 mois (juillet 1890), dernier accès au lever ; vertige, vomissements, même au lit, surtout couchée sur le côté gauche. Depuis, elle a gardé un état de tournoiement constant, une sensibilité à tous les bruits ; elle est émotive, sensible ; sa tête est détraquée ; elle perd la mémoire et se désole, elle ne sort qu'accompagnée. L'oreille droite est restée suffisante, la gauche ne perçoit rien, le bourdonnement de coquillage l'en empêche. Le diapason-vertex est perçu à gauche, le diapason lui est désagréable à entendre ; l'oreille droite est hyperesthésiée, l'autre insensible. Le malade est dans un tel état d'émotivité qu'il faut remettre l'examen profond à plus tard ; elle répond tout de travers ; elle oscille sur sa chaise, ne peut faire attention à aucune question ; ses bourdonnements, son vertige, sa surdité relative, lui font une condition lamentable. Les trompes sont imperméables et les tympans rétractés et sains ; le Politzer reste sans résultat.

Le traitement du vertige de Ménière est institué aussitôt. Le Politzer passe enfin, quelques jours après, en causant un vertige. Je le remplace par la raréfaction méthodique, que la malade redemande, soulagée qu'elle est ainsi chaque fois. En six semaines, l'état vertigineux diminue et la vie devient supportable ; les bourdonnements, l'état neurasthénique, l'émotivité, l'hyperacousie, tout a disparu en deux mois et la gaîté revient. La malade sort seule ; les douches froides ordonnées à la suite n'ont pas été prises. Finalement, le Politzer passe facilement, sans provoquer le vertige ; les pressions sont positives et l'audition de la montre atteint 35 et 40 centimètres.

On voit combien complexes sont les états névropathiques liés aux otites. On trouve ici associés la migraine menstruelle, puis l'état neurasthénique, le vertige de Ménière, la lésion otique évidente et bilatérale. On ne peut nier que

la guérison de l'état nerveux a coïncidé absolument avec
le retour des fonctions de l'audition à la normale et avec
la cessation de tout vertige.

Ne pourrait-on appeler cet ensemble symptomatique une
migraine auriculaire ? Dans les observations qui précèdent,
tantôt la neurasthénie accompagne l'affection otique et
souvent date de loin ; tantôt, sans que rien soit lésé dans
l'organe de l'ouïe, les troubles observés sont des phénomènes subjectifs manifestement auditifs, car les pertur-
bations nerveuses, exclusivement nerveuses, peuvent offrir
le tableau symptomatique saisissant des lésions périphériques.

Voici maintenant quelques faits très nets, très précis,
car les sujets ont pu être longtemps suivis, où la neurasthénie s'est développée au contraire sous l'influence de
l'affection auriculaire et a cessé complètement après sa
guérison.

Obs. 83 (résumée). — Sœur H..., 24 ans, grande et forte,
n'avait rien eu aux oreilles ; après une grippe légère, elle a
été prise le huitième jour de douleurs atroces par crises, dans
la tête, avec insomnie, plaintes, surdité absolue rapide, vertige comme une ivresse ; elle est dans un tel état de dépression mentale, qu'elle semble stupide, inerte ; on la croit au
début d'une affection du cerveau ; si elle remue la tête, vomissements ou nausées, ébranlement qu'elle ne peut décrire,
car elle est absolument hébétée ; c'est plus tard qu'elle a su
raconter ses sensations. Par moments, elle pâlit, tombe comme
en défaillance ; elle éprouve alors des bourdonnements, des
sifflets qui l'assourdissent ; au moindre bruit ils reparaissent
et donnent comme un choc dans sa pauvre tête ; surdité
même à la parole criée à ses oreilles. Au bout d'une semaine,
l'oreille droite est moins douloureuse, et on peut l'interroger de
ce côté. D. — V. = O. ; D. perçu à droite. M. à peine à droite ;
à gauche tout est négatif. Les questions l'étourdissent, elle pâlit
et tend à s'affaisser ou à tourner à gauche. L'examen montre
une otite catarrhale à droite, le tympan cotonneux, opaque,
immobile. Par le Politzer, gros gargouillement sonore provoqué ; puis le manche est visible et le segment inférieur s'é-
claire. A gauche, tympan rouge cramoisi, bombé ; le gonflement du 1/4 supéro-postérieur se continuant sur la paroi supérieure du conduit osseux, rouge vif ; immobilité ; pas de
sécrétion.

Je fais la paracentèse du tympan. Aussitôt audition possible, soulagement sensible de l'état cérébral, de l'oppression mentale ; et sentiment d'un peu plus de stabilité ; l'expression du visage change ; elle est plus vivante (traitement par la quinine, les bains d'oreilles, les fumigations et les révulsifs).

Un mois durant, il y eut des alternatives de faibles progrès et de retours ; mais graduellement l'ouïe devenait meilleure, les bourdonnements moins assourdissants ; et l'état vertigineux plus rare dans les mouvements de la tête et du corps. Ainsi les gestes, la voix et la mimique ont totalement repris leur expression habituelle. En 6 semaines la montre est entendue à gauche à 1 centimètre ; à droite à 15 centimètres ; les réflexes sont nuls et les pressions donnent encore lieu à un peu d'étourdissement. Mais la malade tourne la tête, ramasse une épingle à terre et marche seule sans risquer de tomber et sans appréhension. Elle peut s'incliner et saluer de la tête : les bruits forts sont encore désagréables. L'audition de la parole est revenue et la malade pense à reprendre ses cours comme institutrice dans son pensionnat. C'est alors qu'elle explique que l'acte de fixer ses regards, d'entendre les paroles, lui causait une rotation de tous les objets qui du reste étaient peu nets, comme les sons qu'elle ne reconnaissait plus ; qu'elle avait la tête vide, les idées obtuses, vagues ; elle pense maintenant comme auparavant. 15 jours après, assise, on voyait sa tête osciller, et ses mains éprouvaient de fines secousses. A deux mètres elle ne perçoit pas encore la parole. L'intelligence, l'aptitude au travail reviennent franchement (envoi à la campagne).

Tel est le tableau exact de l'état de neurasthénie causé par deux otites périostiques non suppurées dans l'influenza. A part les douleurs et autres signes otiques, c'est le dessin de la mélancolie avec stupeur, c'est la forme cérébrale de la neurasthénie. On observe les mêmes symptômes aussi accusés en dehors de l'influenza, sous l'action d'une affection otique commune.

Le N° 236 en est un type bien curieux. Il a eu 5 jours de fièvre, de douleurs et de délire au début ; il est devenu sourd, incapable de penser et d'agir. Etourdi, ivre, hébété, il a dû garder le lit près d'un mois à la suite ; il tournait à droite ; deux mois après, c'est à peine s'il se tient solide sur ses jambes, l'ouïe n'est revenue que d'un côté, et il a l'allure, la démarche et la parole lente d'un cérébral. Cependant, son état est très amélioré ; les pressions sont redevenues positives, et les réflexes ont reparu. La montre est perçue à 22 centimètres à droite et à gauche, la gaieté revient.

Obs. 172. — La... présente le même type de résolution des forces physiques et intellectuelles avec hyperesthésie sensorielle et troubles de l'équilibre ; la montre n'est perçue qu'à 1 centimètre à gauche. Il y a de l'otite subaiguë et une rhinopharyngite hypertrophique qui dure depuis deux mois. Cependant, les trompes sont perméables au Politzer, sans résultat. C'est la deuxième fois que le retour de ce mal de gorge cause des accidents pareils. Bourdonnements, vertiges par accès et vertige continu ; instabilité ; nausées en même temps ; perte des forces intellectuelles, de la mémoire, de l'énergie ; faiblesse de la tête et des jambes, dit le sujet. Le traitement local et le traitement classique du vertige *ab aure læsa* l'améliorent assez rapidement. Les douches froides terminent la cure ; douches sur la colonne vertébrale, des épaules au siège.

Le N° 150 offre un état plus lamentable encore. La maladie a débuté il y a 6 mois. L'aspect du malade est tel que l'idée de rechercher une affection de l'oreille ne vient pas immédiatement à l'esprit. Cependant on finit par tirer du pauvre ahuri, et par lambeaux, les renseignements suivants : Il a d'abord eu des crises de douleurs de tête dans le front et dans l'oreille gauche davantage, puis des maux d'estomac, des faiblesses comme s'il allait se trouver mal ; alors il ne voit plus, ses jambes faiblissent, les oreilles bourdonnent, carillonnent ; il est devenu sourd en même temps, et il reste abruti, hébété, incapable de penser et d'agir. Il tressaille au moindre bruit, au moindre geste ; l'interrogatoire, le son du diapason le font souffrir ; il est dans un état d'émotivité et d'ahurissement qui fait penser à la neurasthénie la plus complète ; il se tient les jambes écartées et à demi-courbé ; il y a eu un moment où il laissait aller ses urines.

En même temps les signes du côté de l'oreille sont précis ; en plus de la surdité et autres troubles si accusés, il y a du vertige et de la douleur immédiatement provoqués par les pressions centripètes sur l'oreille gauche avec choc à la tête et dans l'estomac. La montre est perçue à 5 centimètres à peine. Le Politzer et le sulfate de quinine l'ont d'abord soulagé ; mais ce sont les douches froides qui peu à peu le rétablissent totalement.

Il a voulu les interrompre un moment, sur le conseil d'un otologiste, mais il s'est trouvé si mal qu'il est revenu aux douches froides spontanément et il va de mieux en mieux.

2 mois après il est guéri et travaille ; l'oreille gauche est restée encore dure, mais tous les troubles subjectifs, les vertiges, les bruits, l'ouïe douloureuse, la faiblesse des jambes et l'incapacité mentale ont disparu.

Au milieu de ce cortège de symptômes cérébraux et auriculaires, il faut signaler l'état morbide du labyrinthe, sa participation aux lésions auriculaires : soit qu'il y ait seulement là de l'hyperesthésie, soit qu'il s'agisse de processus irritatifs l'ayant envahi secondairement. Les vertiges provoqués par les pressions, comme ceux que causent les ébranlements sonores, démontrent assez une altération pathologique du contenu labyrinthique.

IV. — *Les névralgies faciales*. — Ces faits curieux servent de transition à l'exposé des cas relativement nombreux (22 otalgies et névralgies de la face réunies) dans lesquels les douleurs otalgiques seules ou associées à des douleurs névralgiques dans le même côté de la face ont amené les sujets à la consultation. La neurasthénie confine aux névralgies. Souvent ces douleurs faciales à foyers multiples furent symptomatiques d'inflammations aiguës otiques ou de poussées inflammatoires nouvelles sur de vieilles otorrhées diathésiques ; elles précédaient alors de plusieurs jours et annonçaient la complication imminente, otique ou périotique.

D'autrefois, avec des crises répétées et fortes d'otalgie, l'organe fut trouvé sain. En certains cas, elles correspondent à une lésion inflammatoire simple ou diathésique des fosses nasales, au niveau de l'orifice de la trompe.

Trois fois, c'est à la syphilis que l'on put rapporter l'origine des douleurs d'oreilles, unilatérales ; et dans l'un des cas, à leur suite, une otite subaiguë spécifique évolua jusqu'à la suppuration, ayant été précédée d'une longue période d'otalgie sans lésion, traitée sans succès par le fer et la quinine, les signes de la syphilis secondaire classique n'étant apparus que quelque temps après l'affection auriculaire.

Dans 3 cas d'otalgie simple (obs. 93, 145, 161), l'absence de toute lésion otique, dentaire, nasale, et l'intégrité de la fonction furent absolument constatées.

Les névralgies faciales à foyers multiples ont de grands
rapports avec les maladies des oreilles. On les rencontre
dans les commémoratifs de presque toutes les surdités
chroniques. Au plus haut degré d'intensité, elles se confon-
dent avec les douleurs de la moitié de la tête ; elles s'allient
aux paralysies de la face à titre de phénomène concomitant
initial ou prémonitoire d'une façon tellement étroite que
l'on peut les rechercher presque à coup sûr dans les antécédents des sujets atteints de prosopalgie. On sait que
Neumann a montré les rapports qui unissent celle-ci aux
névropathies. Elles accompagnent les vertiges *ab aure
læsa*, l'hyperacousie, ou l'ouïe douloureuse ; elles sont des
signes indicateurs sûrs des poussées inflammatoires mena-
çantes des otites aiguës diathésiques.

L'otalgie et la névralgie faciale de la syphilis secondaire (61) précèdent, nous l'avons vu, l'otite spécifique,
suppurative ou non, et durent tant qu'un traitement spécifique n'intervient pas.

Dans mon travail (1) j'ai déjà exposé les faits et montré
ces relations évidentes, importantes à connaître entre les
névralgies de la face, l'otite aiguë et l'hémiplégie faciale.

L'otite peut être légère, la douleur fugace, la surdité
passagère et la paralysie persister suivant la marche du
processus morbide et les points où il se fixe sous l'action
d'un déterminisme inconnu. La paralysie qui persiste
a-t-elle été au contraire précédée de vives douleurs, les au-
teurs la nomment paralysie douloureuse de la face.

L'hystérie nous a fourni deux cas de névralgies faciales;
la maladie de Basedow, un troisième, où les douleurs
otalgiques furent très persistantes sans paraître liées à des
lésions bien sérieuses de l'oreille, et s'étendirent à toute la
région latérale du cou et du pharynx. La lecture de
l'observation 114, déjà produite plus haut, montre toutes
les associations nerveuses réunies chez le même sujet ;
vertige de Ménière, hyperacousie, névralgies, neurasthénie, etc., prouvant l'influence du milieu dans lequel la
lésion otique se développe sur la forme hyperesthésique,
névralgique, vertigineuse, ou à troubles subjectifs sonores,

---

(1) Otite et paralysie faciale, lu au Congrès de Berlin, 1890.

etc., qu'elle prendra dans son évolution et sa symptomatologie. Il y a un grand intérêt pour l'auriste à connaître
ces associations qui sont des plus fréquentes : (Obs. 32, 36,
61, 76, 77, 93, 145, 149, 161, 15, 29, 49, 56, 69, 161, 184,
143, 148, 150, 197, 198, 203, 217, 238).

V. — *La paralysie faciale.* — Nous voici au chapitre
paralysie faciale, dans l'otite, qui est tout naturellement
amené par le précédent, qui traite des névralgies faciales
liées à l'otite. Nous avons observé à la clinique otologique
de la Salpêtrière, 15 cas de paralysies de la face, dont
2 chez des enfants au-dessous de 3 ans. Ceux-ci semblaient entendre assez clairement, mais l'affection datait
de loin déjà. Le n° 224 — âgé de 11 ans — paralysie de la
face, à droite, depuis l'âge de 3 ans, entend, mais certainement moins à droite, où cependant je n'ai trouvé aucune
lésion appréciable.

Les oreilles étaient saines, et l'audition bonne chez
quelques sujets adultes dont la maladie datait également
de plusieurs mois. Cependant j'ai constaté chez deux sujets
l'intégrité presque complète de l'oreille et de l'audition au
16e jour de l'hémiplégie faciale (Obs. 217 et 238) ; ces observations sont à ce point de vue intéressantes. J'ai déjà dit
que la lésion otique et la lésion du facial, pour être simultanées, nées d'un même processus, n'étaient cependant
pas totalement liées dans leur marche ni sous le rapport
de leur gravité. Les faits le montrent assez. On voit la
paralysie guérie, le sujet restant sourd, et les conditions
opposées sont également fréquentes.

Les névralgies avaient tourmenté fortement le malade
(n° 267), dont la paralysie remonte à 3 semaines à peine. Il
avait eu déjà, 9 ans auparavant, fait à remarquer, une crise
de douleurs otiques du même côté et analogues sans paralysie ; son oreille offre comme seul signe d'ancienne
affection, un léger épaississement tympanique, un umbo
crayeux et large ; avec l'otoscope, on perçoit des craquements très accusés quand on meut la cloison tympanique
par la déglutition, le Valsalva ou le Politzer ; l'oreille du
côté sain ne présente rien de pareil. Mais l'audition est
excellente, et ces lésions objectives ne frappent qu'un médecin auriste.

Les douleurs ont un siège de prédilection dans les cas de paralysie; c'est le sillon auriculo-mastoïde et la région sous-mastoïde. Dans une grande partie des observations accumulées par Neumam, ce fait est noté; dans les classiques et dans les cliniques du maître également. Je l'ai vérifié dans la plupart des faits que ma statistique signale. La paralysie faciale du n° 238 a été précédée de 8 jours de douleurs dans la moitié de la face avec crises et redoublements d'accès de douleurs à foyers épars, mais sur l'oreille gauche et sur l'apophyse mastoïde surtout. Cette hémiplégie est survenue il y a 16 jours; or, l'audition est déjà excellente à gauche comme à droite; il n'y a du côté gauche qu'un peu de rougeur du promontoire, visible à travers la cloison, et une obstruction de la trompe non franchie par le Politzer, lésions faciles à laisser inaperçues. On peut, éclairé par ces faits, en induire que le processus inflammatoire s'est jeté tout d'abord sur le canal de Fallope et le nerf facial, et a faiblement touché la cavité tympanique. En somme, il y a eu surtout une inflammation ostéopériostique de la paroi labyrinthique et du canal, et la muqueuse cavitaire n'y a pas participé ou très tardivement et incomplètement.

La comparaison de ces faits de paralysie faciale avec l'évolution des otites suraiguës non suivies de l'hémiplégie éclaire cette pathogénie ; les symptômes sònt absolument identiques ; au début cela est d'une évidence indiscutable. Les névralgies atroces, par crises et redoublements, les douleurs otiques et mastoïdes, les bourdonnements, les vertiges, etc., sont signalés des deux côtés ; de plus les cas ne manquent pas où les deux affections évoluent à la fois d'une façon complète, où l'on voit la paralysie s'accroître ou diminuer suivant les phases par lesquelles passent l'otite évidente ou la nouvelle poussée dans les lésions diathésiques anciennes de l'orcille (goutte, rhumatisme, syphilis). Quand l'hémiplégie faciale vient compliquer une otite bien constatée, l'évolution est claire ; le rapport entre les deux affections est surtout un rapport de contiguïté de tissu, de voisinage, il n'a pas la fatalité d'un rapport de causalité. Les otites sans paralysie ne se comptent pas.

La marche du processus inflammatoire et sa nature

jouent dans la production de la paralysie, en cas d'otite, un rôle important ; l'affection est-elle épidémique, infectieuse, bilatérale, suraiguë, la propagation au canal de Fallope et la compression consécutive du facial sont plus fréquentes. L'otite qui se complique de l'hémiplégie de la face est le plus souvent non suppurative, dans les formes primitives et aiguës (22 sur 28).

De plus, elle évolue sur la paroi interne de la caisse, au niveau des fenêtres labyrinthiques et de la portion « vulnérable » du canal de Fallope, au niveau de cette partie superficielle de son parcours auriculaire où la paroi osseuse est mince et souvent percée de lacunes.

La clinique montre que les signes objectifs sont en ce cas peu saillants et les lésions tympaniques tardives ; il y a longtemps que les souffrances du malade signalent le processus otique, et à l'inspection les signes extérieurs sont à peine appréciables. Ils sont quelquefois douteux ou nuls quand l'affection se limite à la paroi supérieure de la caisse et à sa paroi labyrinthique, et l'hémiplégie est depuis longtemps évidente. Aussi trouve-t-on bien des degrés dans les troubles et lésions auriculaires qui accompagnent la paralysie faciale. J'ai dit que celle-ci pouvait exister sans lésion appréciable de l'oreille ; alors les douleurs avec leur siège précis sont avec une surdité passagère et très relative les seuls symptômes signalés au début par les malades. Ces commémoratifs insuffisants n'ont du reste, en pareil cas, aucune importance ; avec le temps, au surplus, chez beaucoup de malades, toute trace d'otite a disparu et la paralysie est le seul phénomène pathologique qui reste.

Le n° 217 nous montre une évolution curieuse et qui appuie mon opinion, précédemment émise, sur la marche insidieuse du processus inflammatoire des parties profondes de la caisse tympanique à la surface, vers le tympan souvent respecté. Le malade est pris de paralysie faciale au réveil ; rien n'a précédé ; et puis, le 8ᵐᵉ jour de cette hémiplégie, il se déclare des douleurs otiques atroces, qui, pendant trois jours et trois nuits tourmentent le sujet. Du vertige, de la surdité, des bourdonnements d'oreilles sont à la fois signalés par lui. Tout cela est passé au moment où je fais l'examen de ce malade, trois semaines après le début de la paralysie, qui persiste. L'audition est excellente.

Ici on voit marcher les processus du canal de Fallope, où il cause la compression du nerf facial vers la cavité tympanique (et peut-être le labyrinthe), où il ne laisse aucune trace de son passage. J'ai pu comparer ces paralysies faciales otitiques avec des faits où les oreilles étaient restées complètement en dehors du processus et étaient normales. C'est le cas entre autres du n° 89, la D^{lle} D.... ; son hémiplégie faciale a débuté avec une hémiplégie fugace et persiste avec la paralysie du nerf moteur oculaire externe du même côté. L'ouïe est intacte ; nulle erreur possible, il n'y a eu aucune lésion, ni aucun trouble otique au début de la maladie. Remarquons que, par le fait de la prédominance d'action du tenseur et de la tension exagérée du tympan qui en est la suite, le diapason-vertex est ici latéralisé du côté paralysé. J'ai constaté cela dans tous les autres faits, la période otitique passée. Ici on constate aussi l'absence des réflexes de l'accommodation binauriculaire ; mais il résulte de l'étude du fait et de l'origine intra-crânienne de la paralysie, que c'est le foyer réflexe même qui est atteint.

Dans la plupart des cas de paralysie faciale otitique où l'on constate cette absence de la synergie binauriculaire d'accommodation, la cause en est toute autre ; en effet, les réflexes reparaissent à mesure que les lésions auriculaires se guérissent ; ils sont probablement annulés par l'altération des nerfs moteurs ou du tissu musculaire lui-même, consécutivement à l'inflammation de la cavité tympanique, car on sait que l'innervation des muscles tenseurs n'appartient pas au nerf facial. Quand on rencontre ce signe, cette perte des réflexes binauriculaires, dans la paralysie de la face, il faut bien admettre l'existence de quelque altération musculaire et par suite sa genèse otique. L'analyse des faits montre qu'avec le temps on voit ce réflexe renaître et l'épreuve redevenir positive.

Seulement, à ce propos, il est intéressant de rappeler que les troubles de nutrition post-otitiques peuvent persister assez longtemps, même avec une audition de la montre étonnante, puisque j'ai trouvé dans un cas une portée de 20 centimètres dans ces conditions.

Nous avons dit que souvent la paralysie disparaît, mais qu'il reste des troubles permanents de l'audition, de la surdité, des vertiges, des bruits et des lésions appréciables objectives.

Le Nº 49 en est un exemple; cet homme est resté sourd du côté droit, autrefois paralysé après une otite suraiguë; la montre est à peine perçue au delà de 5 centim. de ce côté; le tympan est resté épais, scléreux et très peu mobile.

En somme les deux maladies, otite et paralysie faciale, sont fréquemment simultanées; tantôt l'une succède à l'autre, sans autre lien que le rapport de contiguïté ; mais l'existence de l'une ne semble nullement être la condition nécessaire de l'apparition de l'autre. (V. Obs. 49, 56, 57, 66, 69, 75, 80, 81, 89, 98, 166, 208, 217, 224, 238.)

VI. — *Les vertiges.* — Voici maintenant les observations de vertige *ab aure læsa*. J'ai dit que tout vertige constaté faisait amener la malade à ma consultation spéciale, on ne sera pas étonné du nombre des faits de cette catégorie, non plus que de la présence de cas où nulle lésion otique n'a été trouvée. Je répète encore que la plupart de ces malades ont été classés dans quelqu'un des chapitres déjà analysés ou non de la statistique générale, puisqu'on peut observer plusieurs phénomènes pathologiques intéressants sur le même malade et dans l'évolution de la maladie. Le vertige a été marqué 52 fois sur mes notes. Quatre fois seulement, cela est très remarquable, l'observation ne put découvrir aucune lésion des organes de l'ouïe.

Le Nº 231 est une hystérique déjà citée, dont les vertiges sont très légers et liés à la neurasthénie; elle est atteinte de contracture du membre inférieur droit, mais elle entend excellemment à droite et à gauche, où tout est normal.

Le Nº 160 est un artério-scléreux alcoolique des plus intéressants dont les oreilles ont donné manifestement les signes d'une parfaite intégrité, bien que son état vertigineux semblât offrir une allure d'accès de vertige de Ménière.

Je donnerai le résumé de ce cas typique au chapitre de

l'artério-sclérose, pour bien faire valoir tout l'intérêt pressant de ces faits, et du diagnostic auriculaire.

Le N° 130, tabétique, atteint de vertiges avec chutes depuis 2 ans, doit figurer dans cette catégorie ; son oreille gauche, il est vrai, est scléreuse et l'audition perdue de ce côté ; mais, depuis 35 ans, la droite est excellente, sans trouble subjectif, et entend parfaitement ; elle possède tous ses mouvements, mais les réflexes binauriculaires sont nuls, puisque l'une des oreilles est scléreuse. Le vertige est tabétique et non auriculaire.

Nous retrouvons plus loin la discussion de ce cas (Voir Tabes).

Le 4ᵉ fait, le N° 15, homme de 44 ans, offrait des attaques subites de vertiges avec impulsion en avant, sans perte de connaissance, marchant de pair avec des crises névralgiques faciales droites. Il s'agit d'un sujet très complexe ; hémianesthésique à droite, avec atrophie des muscles de la main droite, nystagmus, etc. Les organes auditifs furent trouvés sains, bien que légèrement congestionnés à droite. Ni bourdonnement ni vertige ne sont provoqués par les pressions, du reste positives comme les réflexes.

Le vertige a été noté 30 fois avec la surdité ou des affaiblissements notables de l'audition. Tout d'abord on remarque que la surdité est quelquefois de date ancienne, et la lésion scléreuse avec raideur et immobilité totales le montre assez ; cependant le trouble vertigineux est relativement récent ; d'autre part, certains sujets souffrent de vertiges par séries ; de plus, fréquemment, les troubles disparaissent, et cependant la lésion persiste.

Il faut donc faire intervenir ici un élément nouveau, intermittent dans son action ; et j'avais déjà été amené à une pareille induction dans mon travail sur le vertige dans ses rapports avec les lésions des fenêtres ovale et ronde. C'est tantôt la neurasthénie, tantôt la névralgie faciale, tantôt une poussée congestive ou inflammatoire plus manifeste sur le pharynx et les fosses nasales, qui interviennent et accroissent les pressions intra-labyrinthiques et amènent la compression des rameaux ampullaires de l'acoustique (branche excito-motrice).

Ce sont ces phénomènes variables qui expliqueraient les variations dans l'apparition du vertige. La neurasthénie, nous l'avons vu précédemment, joue un grand rôle dans la genèse des troubles vertigineux otitiques ou autres, nous n'y reviendrons pas. J'ai constaté le vertige dans presque toutes les otites suraiguës, de l'influenza surtout; je ne fais que le rappeler et je renvoie à mon travail sur *l'otite et la paralysie faciale*, où le sujet est amplement traité. Je veux seulement ici opposer cette étiologie par lésion bien tranchée à celle qui tient à un état général névropathique ou autre, où la lésion n'a plus ou n'a pas l'importance nécessaire. J'ai noté 4 fois seulement la paralysie faciale compliquée de vertige; mais le plus souvent celui-ci s'explique par l'otite surtout, et plus tard par l'état neurasthénique du sujet quand la période otitique de la paralysie faciale est passée. Les névralgies de la face ont aussi une certaine influence ici; soit qu'elles annoncent un processus nouveau sur de vieilles lésions, soit qu'il y ait concomitance d'une otite aiguë. Cependant j'ai cité 3 cas où cette coïncidence était marquée en l'absence de toute affection auriculaire.

Le vertige s'est accompagné parfois de l'endolorissement de l'ouïe, d'une ouïe douloureuse, ou seulement causant une sensation désagréable, mais quelquefois provoquant la fuite ou même la réclusion du sujet.

Cette hyperesthésie a été observée 7 fois en même temps que le vertige. Au reste, ainsi qu'on pouvait s'y attendre, celle-ci se montre fréquemment associée à la névralgie faciale, à l'otite aiguë et chronique, à la paralysie de la face, enfin à la neurasthénie. Les vertiges, les bourdonnements complètent ce tableau symptomatique où toutes les hyperesthésies centrales ou périphériques se montrent réunies, avec ou sans lésion de l'oreille. Mais cette lésion est assez fréquente aussi, et c'est le point de départ des troubles subjectifs les plus sérieux et les plus tenaces.

Certes, l'hyperesthésie, l'ouïe douloureuse peuvent exister sans lésion de l'oreille (migraine, névralgie), mais la combinaison de l'état neurasthénique avec une altération locale assure plutôt les conditions de son développement.

La surdité, en effet, est fréquemment notée dans les cas d'hyperacousie; c'est pourquoi le bon sens éclairé de Dechambre l'a nommée l'ouïe douloureuse, douleur causée par le bruit et les sons, et non sensibilité plus forte aux ébranlements sonores. La réunion des vertiges, de la surdité, de l'otalgie, des bourdonnements d'oreilles, dénonce leur origine périphérique, mais non certainement, même en cas d'affection unilatérale.

Cependant l'action de la lésion se démontre par la comparaison avec le côté sain.

Dans l'état vertigineux, suivant l'émotivité du sujet, l'agoraphobie peut se montrer ; mais elle existe aussi primitivement ; et alors elle s'exalte sous cette influence. Cela se voit bien au moment de la ménopause, chez les vieilles scléreuses, quand la trompe devient imperméable ou quand un amas de cire bouche le conduit.

La neurasthénie amplifie tout et l'hypochondrie y ajoute la peur et les préoccupations incessantes et tyranniques, et l'agoraphobie *ab aure* est née. Ces phénomènes nerveux se rencontrent sans lésion ; mais ils coïncident aussi avec des lésions auriculaires évidentes et sont susceptibles d'être modifiés dès lors par le traitement topique. Ce sont là des diagnostics intéressants et la juste appréciation du rôle de chacun des deux éléments, cérébral et auriculaire, dans la genèse des manifestations morbides est souvent des plus difficiles. Que le médecin auriste ait toujours présent à l'esprit qu'une foule de malades offrent les mêmes lésions otiques sans éprouver toutes ces souffrances, sans présenter d'aussi graves phénomènes subjectifs. D'autre part, combien de sujets qui n'ont jamais éprouvé de vertige jusqu'au moment où la douche d'air de Politzer ou les pressions centripètes, etc., l'ont provoqué, et ont prouvé la participation du labyrinthe et la gravité de la lésion !

Nous avons observé 27 fois des sujets atteints de vertiges venant par accès, mais sans qu'il fût jamais suivi de la chute à terre. Dans 13 autres cas, au contraire, les accès avaient amené une ou plusieurs fois la chute sur le sol. Tous ces accès avaient lieu sans perte de connaissance ; dans les cas les plus violents, jamais le sujet n'avait ressenti autre chose qu'un trouble profond, au plus haut degré une tendance semi-syncopale.

Quelques exemples feront mieux comprendre les diverses modalités du vertige *ab aure læsa*, de l'accès dit vertige de Ménière.

Obs. 99.—J..., homme de 37 ans, répond assez bien aux questions; il est atteint de vertiges subits, depuis un an. Il se lève un jour et manque de tomber à terre, ses oreilles sifflent, il ne perd pas connaissance; il est pris de nausées. Autre accès, il est obligé de se faire reconduire en voiture; ses jambes refusent de le porter. Au moment de l'accès tout tourne, il est couvert de sueurs froides; il était à jeun. Un état de malaise général dure trois jours à la suite. 3 semaines après nouvelle crise; 4 grands accès, à tomber, cette année. Il n'y a aucun signe avant-coureur qu'une grande lourdeur de tête. On apprend qu'étant jeune, il a eu parfois la tête étourdie, des faiblesses, la peur des grandes places. La montre est perçue à gauche, à 30 cent. et à 5 cent. à peine, à droite. Les pressions causent un vertige immédiat à droite, et un choc dans la tête; le son du D. — V. est éteint net et non pas seulement atténué. Les réflexes binauriculaires sont nuls. Aération des caisses nulle, même par le Politzer. Je passe la sonde, et en quelques jours le Politzer réussit facilement, et la sensation vertigineuse ne reparaît plus. *Ce malade était dyspeptique, et soigné depuis longtemps pour une affection stomacale.* En un mois, par le sulfate de quinine et le traitement topique, l'aération, qui soulage aussitôt le labyrinthe, le malade a été guéri.

Obs. 95. — Le nommé Jac..., au milieu d'une grippe, a été pris soudain de douleurs otiques et faciales, de vertige avec incapacité de se lever du lit, avec nausées, tournoiement vers la droite. Il offre des signes d'otite grave, et un engorgement subœdémateux chaud au-dessus du pavillon et sur l'apophyse mastoïde. L'incision du tympan suivie de celle du phlegmon sous-périostique prémastoïde, amène rapidement la cessation de tous les symptômes subjectifs vertigineux et autres.

Nous avons donné déjà des observations de vertige dans la neurasthénie avec ou sans lésion otique, de vertige dans la névralgie de la face, etc., je n'en produirai pas de nouveaux cas.

Ces derniers faits nous montrent un tableau symptomatique identique dans les lésions auriculaires évidentes et dans les états névropathiques étudiés plus haut. J'insisterai aussi sur les relations bien trompeuses qui existent entre le vertige *ab aure læsa* et les malaises de l'estomac (gastralgie, dyspepsie, etc.) Il est certain que bien des malades sont traités pendant des années comme dyspeptiques qui n'ont d'autre affection que des nausées, vomissements, avec vertige qu'on juge *a stomacho læso*, et qui cessent carrément par le traitement indiqué dès que le diagnostic montre la lésion otique et change l'étiquette pour celle de vertige *ab aure læsa*. Nous avons donné plus haut un cas de cette nature bien démonstratif chez un neurasthénique.

Dans un grand nombre de cas le malade est absolument saisi par l'apparition du vertige subit, avec bruit d'oreille et nausées, et chute quelquefois; rien ne l'avait prévenu. Et l'on constate des modifications à peine sensibles de l'aspect du tympan; les signes d'otite sont à peine marqués, l'affection est plus intense, plus nette sur la muqueuse nasale ou dans le pharynx. Mais si les pressions provoquent le vertige, la cause est trouvée et l'origine otique du syndrôme ne fait plus doute ; l'ouïe douloureuse est à ce point de vue très significative. Il en est de même si la surdité a été subite en même temps que l'attaque de vertige violente. Mais l'existence d'autres troubles auriculaires vient aider le plus souvent au diagnostic. L'absence de perte de connaissance enlève tout caractère cérébral, cependant nous avons cité des faits où la prostration mentale a pu faire craindre une affection des centres nerveux ou des méninges.

Dans une certaine proportion des faits, il y a au début et comme avertissement que l'accès menace, tantôt une faiblesse demi-syncopale avec nausées, tantôt la sensation d'un choc sur la tête, le plus souvent un bruit subit de sifflement, de jet de vapeurs ou simplement l'accroissement ou même le retour d'un bourdonnement habituel.

Les vertiges reparaissent sous l'influence des mêmes causes, en général; c'est un mouvement de la tête ou du corps, au lever, en mangeant ; quelquefois s'il y a hyperacousie, c'est le bruit du dehors, la parole qui les provoquent. J'ai noté huit fois les nausées et les vomissements dans l'accès, soit au début, soit à la fin : ils ont duré quelquefois plusieurs heures et même plusieurs jours.

Il est impossible de lire certaines observations de vertige *ab aure læsa*, sans être conduit à penser qu'il a un rapport étroit avec la migraine, non qu'il advienne au moment d'une migraine, mais parce qu'on voit les accès de vertige succéder avec l'âge aux accès de migraine disparus.

On sait que la migraine est l'apanage de la jeunesse et de l'adolescence : mais il est aussi vrai que le vertige auriculaire est bien plus fréquent au delà de 40 ans.

VII. — *La migraine.* — La migraine ophtalmique est reconnue et classique ; la migraine auriculaire existe sans doute, car le nombre est grand des sourds adultes qui annoncent souffrir ou avoir souffert de migraines ; et il se pourrait qu'elle soit alors symptomatique comme les névralgies de la face si fréquemment notées dans les antécédents des otopathies ; comme celles-ci la migraine est le plus souvent rapportée à l'arthritisme. Chez une de nos malades dont j'ai donné l'observation plus haut, la substitution du vertige à la migraine paraît précise. Voici un autre fait :

Le N° 98, qui a une paralysie faciale de 3 mois, est migraineuse d'enfance, c'est à la suite d'un accès de migraine terrible de deux jours de durée qu'elle a vu son hémiplégie paraître. Je n'ai pu noter ici aucune lésion auriculaire, vu la daté du début.

Mais la malade rappelle qu'elle eut avant l'accident des douleurs névralgiques de la face fréquentes, et surtout sur l'apophyse mastoïde, derrière le pavillon de l'oreille, signe initial dont nous saisissons l'importance.

L'observation suivante vaut toutes les descriptions ; elle indique jusqu'à quel point les faits cliniques semblent appuyer cette vue de l'esprit, en montrant chez le même sujet la migraine remplacée par les troubles de l'équilibre les plus nets, absolument identiques au vertige de Ménière !

OBS. 257. — La dame B..., 37 ans, était affligée d'accès de migraine intenses, à se coucher jusqu'à 3 fois par mois ; elle a eu dix enfants ; après la 6ᵉ couche, ses migraines ont disparu ; des bourdonnements d'oreilles, en jets de vapeurs, et de forts étourdissements sont apparus et continuent depuis ; elle a des accès subits de vertige ; elle se sent tomber en avant et se cramponne ; cela la prend si elle baisse la tête. Elle éprouve comme un coup sur la tête et l'accès commence. Elle oscille, ne se tient plus même assise, puis elle vomit, difficilement, après une suite de nausées. L'accès passé, elle reste la tête vague et étourdie ; souvent elle est forcée de se mettre au lit. Depuis la même époque, elle redoute les bruits, qui lui donnent de l'étourdissement ; les cris, les voix, le son du diapason de même. Elle répond bien et n'a nullement l'allure ni les émotions d'une neurasthénique. Son habitude extérieure n'annonce pas une épuisée ; cependant c'est pendant qu'elle nourrissait son 6e enfant que le mal a commencé. Examen des oreilles : Audition de la parole suffisante de face ; moins par derrière ; D. — V. (la ³ petit)= O. ; D. — V. (gros)=O.; D.— V. gros bien senti sur les deux apophyses mastoïdes. Diapason bien perçu à droite et à gauche ; M. =O. sur le crâne (front et apophyses mastoïdes) à droite et à gauche...; M.=2 cent. à droite et à gauche. Pressions centripètes : extinction brusque du son du diapason, par les pressions à droite et à gauche ; d'où pressions positives, si D.— V. posé sur l'apophyse mastoïde. Le Politzer ne passe pas ; je sonde la trompe à gauche ; et la M. = 5 centimètres aussitôt, et il y a soulagement de la tête sans étourdissement provoqué. En résumé, on le voit, surdité, bourdonnements, vertiges, douleurs datent de la même époque ; et, depuis leur apparition, la malade a cessé d'être tourmentée par la migraine (1).

Il y a bien souvent avec le vertige des troubles de la vue, des apparitions de flammes, de ténèbres, de nuages ; la vision est influencée, mais non unilatéralement ; et la douleur de tête, si caractéristique dans la migraine, est ici plutôt un embarras, un étourdissement, une obnubilation passagers, qu'une douleur, quand les vertiges ne sont pas dus à une lésion auriculaire aiguë.

La durée du trouble vertigineux ne saurait non plus servir à différencier l'un de l'autre ; et la présence d'une lésion otique ne sert pas davantage à démontrer absolument que le vertige n'est pas lié à un état migraineux. Les malades sont sous ce rapport plus compétents et plus aptes à faire la différence, et ils n'hésitent pas.

VIII. — *Vertige continu, état vertigineux.* — On ne peut s'appuyer sur l'instantanéité du vertige *ab aure læsa*, car

______

(1) Cette malade a été guérie par le sulfate de quinine et son audition a été assez améliorée par la raréfaction.

on observe trop fréquemment le vertige à type continu, si bien décrit par le Pr Charcot, avec une lésion otique évidente. 19 malades vertiginés nous ont présenté cette forme, soit pure, sans aucun accès, soit combinée avec des accès de vertige de Ménière, à intervalles plus ou moins longs. Les grands accès vertigineux avec ou sans chute, avec ou sans vomissements, et toujours avec intégrité de la connaissance, commencent souvent la série, puis certains sujets ont des périodes de calme, l'état normal absolu ; mais d'autres, en assez grand nombre, gardent à la suite de la première ou des crises suivantes un état permanent d'étourdissement, de tournoiement, d'instabilité, d'ébranlement ; une sorte d'émotivité de la fonction de l'équilibration persistante. De plus, au moindre mouvement de la tête, en se levant, en mangeant, en levant les yeux, dès qu'une partie du système musculaire entre en activité, dès qu'une excitation quelconque des centres idéo-moteurs a lieu, la sensation vertigineuse apparaît, et les signes de déséquilibration se manifestent ; quatre de nos malades avaient ainsi la tendance à tomber en avant ; deux se sentaient tomber à la renverse ; et neuf accusaient des sensations de tournoiements ou une tendance à tourner soit à droite soit à gauche, souvent, mais non constamment, du côté de la lésion otique. Ce vertige constant est quelquefois tel que le malade ne peut se lever ; deux de nos vertiginés étaient restées plusieurs semaines dans l'incapacité de quitter le lit. D'autre part, je trouve deux faits où le vertige saisissait les malades au lit dès qu'elles se couchaient sur le côté (n° 31). Nous l'avons déjà vu, la provocation du vertige a lieu par toutes sortes de causes ; nous avons noté déjà le vertige au moment des crises névralgies faciales (2 fois), au moment des règles (2 fois), en se couchant (1 cas), sous l'influence des angines pharyngées subaiguës (2 fois), sous l'influence des troubles cardiaques aussi. Enfin j'ai signalé qu'on pouvait provoquer chez certains malades les sensations redoutées par les pressions centripètes, ou par les pressions centrifuges au contraire, par le Politzer. Ajoutons que le vertige peut être une simple hallucination, sans cause otique ; un rappel d'images, de mouvements, de sensations déjà éprouvées une première fois ; la peur, l'anxiété, et la seule pensée du vertige suffisent à certains sujets ; je n'ai pas vu ce cas à la Salpêtrière, mais tous nos vertiginés souffrent à la fois d'un état mental qui tient de la neurasthénie et de l'agoraphobie.

IX. — *Tabes.* — Nous avons eu à examiner plusieurs tabétiques au point de vue des organes de l'ouïe. Les uns étaient atteints de surdité, d'autres souffraient de vertiges, soit de bourdonnements d'oreilles ; un autre avait de la paralysie faciale et de la surdité. Il était en tous cas nécessaire de connaître l'état des oreilles pour établir l'origine centrale ou périphérique du trouble auditif observé (Obs. 120, 114, 130, 208).

Le N° 114 est sourd à crier depuis longtemps ; il a pris la syphilis il y a 10 ans, il a des vertiges par accès, diminués par la suspension ; des bourdonnemeuts intenses depuis 1 an 1/2, accrus depuis la suspension ; il est atteint d'otorrhée bilatérale, avec perforations vieilles des tympans, lésions sans doute syphilitiques.

Le 2me tabétique (120) est atteint de surdité extrême depuis fort longtemps ; il a les deux oreilles sclérosées, sèches, rétractées, immobiles, opaques. Il a eu des vertiges il y a 5 ans, mais il n'en a plus. Il répond bien à la parole forte et sous les yeux. La raréfaction combinée avec le Politzer redresse le tympan droit et fait renaître un peu d'audition. Le 3me tabétique (130) est atteint de vertiges avec chutes depuis deux ans. Son oreille gauche est mauvaise depuis 35 ans ; l'oreille droite bouchée, il ne perçoit plus rien ; sclérose vieille, à gauche. Bouchon de cire à droite ; oreille droite bonne ; audition nette de la parole, du diapason, de la montre. D.-V. perçu à droite. D.-V. non mobilisable par l'occlusion à gauche ; pressions centripètes positives à droite ; rien de tel à gauche ; donc l'oreille droite est normale ; de l'autre, il n'est pas question. Le vertige est donc tabétique et non auriculaire. Le 4me tabes (208) est un cas moins clair, mais pourtant aussi intéressant que les trois cas précédents. L'audition de la parole est nette ; des bouchons de cire qui obstruaient les deux conduits ont été enlevés ; le malade est atteint de paralysie faciale gauche depuis trois mois seulement ; or, il a été frappé d'hémiplégie à droite il y a six mois. Il annonce avoir eu dans les jours qui ont précédé l'accident récent des douleurs notables derrière le pavillon de l'oreille. La paralysie est totale (orbiculaire des paupières compris). Le malade répond bien aux questions, mais l'audition de la montre est à peu près nulle des deux côtés, peut-être un peu moins à droite. Le diapason-vertex est mal perçu, cependant le sujet dit que le son se déplace à droite ou à gauche, à l'opposé de l'oreille que l'on bouche du doigt, preuve que c'est par l'air que la sensation a lieu. Le malade se plaint d'une autophonie désagréable.

L'aspect des oreilles est celui de la sclérose, cependant il y a mobilité du tympan en totalité. L'interrogatoire est rendu difficile par l'état du malade, qui se tient à peine sur ses jambes.

D'après cela, il paraît certain que l'affection otique est double et fort ancienne, et qu'il n'y a aucun rapport entre elle et la paralysie faciale toute récente. Cette paralysie alterne serait donc due à une lésion protubérantielle. Le vertige du n° 130 ne peut non plus être rapporté à une lésion otique, car l'oreille gauche était sourde bien antérieurement et la droite est parfaite. L'otorrhée du 1er tabétique est sans doute due à la syphilis, et il y a là une indication pour le diagnostic de l'origine de son tabes et pour son traitement.

X. — *Maladie de Basedow*. — J'ai eu l'occasion d'étudier les oreilles d'une malade atteinte de la *maladie de Basedow*, compliquée d'otalgie à droite. Cette malade prenait des douches froides. La douleur n'était pas limitée à l'oreille droite, elle s'étendait à toute la région latérale du cou, et la paroi pharyngienne de ce côté était très douloureuse à la pression comme la surface cutanée correspondante. L'examen rhinoscopique fit voir un état subœdémateux, à peine rougeâtre de toute la région sus-vélique, avec saillies mamelonnées de la muqueuse épaissie, sans sécrétion aucune à droite. Il nous parut que le côté gauche n'offrait ni la rougeur, ni l'œdème de la paroi latérale aussi marqué. L'oreille ne percevait, au début, la montre qu'à 20 centim., tandis qu'elle était perçue à 50 centim. à gauche ; le tympan paraissait opalescent ; la trompe était libre. La douleur est surtout le phénomène

saillant ici. Elle est spontanée, mais à la pression on l'é-
veille très vite bien au delà de l'oreille, jusqu'au niveau
de la base de la langue et des cornes du thyroïde. Cette
douleur fut persistante pendant 2 mois ; mais l'audition de
la montre atteignait alors 50 centim. à droite comme à
gauche, et l'état du pharynx nous sembla meilleur. Un
œdème des jambes était survenu, et le cou et la face
semblaient moins gonflés. Mais le sujet se plaint toujours de la douleur latérale du cou à peine modifiée 1 mois
après.

Le fait suivant sert sans doute de transition entre ces
affections bien déterminées et toute la série des troubles
neurasthéniques liés aux affections des oreilles.

Obs. 131. — Mme V^e Fr..., 43 ans ; il y a 5 ans, colique hépa-
thique (fièvre, jaunisse, vomissements, douleurs de côté.)

Depuis bourdonnements d'oreilles et affaiblissements de
l'ouïe. Bruits dans toute la tête, vertiges par accès suivis de
chute à terre (3 fois) avec nausées et vomissements. L'é-
tourdissement persiste sans qu'il y ait aucune influence de
l'état de l'estomac. ou des règles ; jamais d'angine ni de coryza.
La malade répond facilement sans hésitation. M. = 2 cent. à
droite et à gauche et perception crânienne = O. : D. — V. = O. ;
Diapason perçu nettement à droite et à gauche. Pressions centripètes : D. sur le tube = positives à droite et à gauche ; D. — V.
impossible puisque D. — V. = O. Diapason posé en face de
l'oreille opposée, résultat positif à droite et à gauche ; donc,
réflexes binauriculaires très nets ; pas de vertige provoqué.
Tympans mobiles, opaques, enfoncés, pas de triangle lumineux.
La malade est sujette à des gonflements de couleur rouge brun
au niveau du haut du cou jusqu'à l'apophyse mastoïde. Je
remarque au récit de ces troubles vaso-moteurs qu'elle a les
yeux très saillants et les paupières très ouvertes ; pas de gonflement du cou ; elle n'éprouve rien autre chose que les diverses sensations vertigineuses et sonores subjectives déjà décrites.
Les oreilles après le Politzer semblent bénéficier de quelques
centimètres : M. = 5 centim. après Politzer. Les caisses s'aèrent
facilement. Le traitement par le sulfate de quinine la soulage ;
mais les douches froides surtout lui ont ôté ses bourdonnements. J'observe le gonflement rouge de la peau du cou. L'état
d'étourdissement lié à la sclérose otique continue ; la malade est
encore souvent comme ivre, dit-elle ; l'état neurasthénique et
les troubles vaso-moteurs ne cèdent que lentement ; la lésion
auriculaire est fixe.

Ce cas offre, de plus, un exemple très intéressant de l'inaudition du son du diapason appliqué sur le crâne, tandis que la parole est encore assez nettement entendue par le sujet. On voit aussi comme conséquence que les pressions centripètes n'ont pu être interrogées, mais l'épreuve des réflexes de l'accommodation binauriculaire vient les remplacer à propos, et permet de constater que la chaîne des osselets est mobile avec l'étrier, à droite comme à gauche, et que les cavités tympaniques ne sont pas le siège exclusif de la lésion cause de surdité. De plus celle-ci étant double, il est clair, malgré la présence de lésions déjà anciennes des tympans, qu'il s'y joint un affaiblissement du système nerveux central et du sens acoustique. En résumé, lésion ancienne des caisses de nature scléreuse, état neurasthénique, troubles vaso-moteurs, saillie des globes oculaires. Vertiges avec chute et bourdonnements, chez une femme de 43 ans, encore réglée, mais à l'âge de la ménopause.

J'ai constaté deux fois déjà des surdités succédant assez rapidement à la résolution de ces subœdèmes du cou ou à la disparition d'hypertrophies de la glande thyroïde.

Le N° 98 dont j'ai mentionné la paralysie faciale coïncidant avec des oreilles saines au 3e mois de la maladie, présentait, de plus, à chaque période menstruelle, un gonflement rouge brun de la moitié de la face (côté sain) et du cou, assez fort pour qu'il y ait une ligne rouge nette de séparation au milieu de la face ; ce cas est tout à fait analogue à celui que nous venons de signaler.

On peut se rendre compte de l'effet de semblables troubles vaso-moteurs, quand ils se produisent sur une oreille sclérosée surtout ; les bourdonnements, les vertiges, la surdité doivent naître fatalement de ces graves désordres de la circulation auriculaire, mais ils peuvent se montrer sans lésion aucune.

XI. — *La Chorée.* — Ma statistique indique deux cas de chorées compliquées de lésions otiques (87,92). Dans le 1er fait (87), il s'agit d'une demoiselle de 18 ans, qui est atteinte de chorée chronique générale depuis l'âge de 7 ans, elle a une rhinorrhée habituelle. Depuis 2 mois seulement, elle a de la surdité extrême, n'entend que la voix haute et sous ses yeux ; elle a les deux oreilles qui coulent ; depuis lors, bruit de mer ; interrogatoire difficile. M. sur le crâne = B. ; D.-V. perçu droit ; D.-V. moins perçu que par l'air. Pressions positives à droite, moins net résultat à gauche vu la faiblesse de l'audition de ce côté. Réflexes positifs. Otoscopie : claquement net par le Politzer à droite et à gauche. Vue du déplacement en dehors des deux tympans ramollis et enfoncés, et aussitôt M. à 7 cent. à gauche et 20 cent. à droite. Après 2 mois de traitement de la rhinorrhée et de l'otorrhée, la chorée guérit ; l'oreille droite est sèche et restée bonne ; la gauche, bien négligée, donne encore un peu de pus séreux (heredo-syphilis, traitement spécifique).

Dans le 2ᵉ cas, il s'agit d'un enfant de 14 ans dont l'heredo-syphilis assurément ne fait aucun doute. En effet, j'ai soigné la mère pour des gommes du nez et de la voûte palatine, il y a 15 ans et plus. L'oreille droite sourde, dont le tympan est perforé, suppure depuis l'enfance ; une rhinorrhée chronique paraît en avoir été le point de départ. Tympan perforé, défoncé, trompe non perméable, pus adhérent. L'écoulement du pus est intermittent ; depuis 15 jours il a cessé, or, sans cause, l'enfant présente depuis lors des mouvements choréiques du bras, de la main, de la jambe, de l'épaule et de la face, qui grimace à droite ; rien au cœur, pas de rhumatisme. J'ordonne le traitement spécifique à doses rapidement croissantes et un pansement biquotidien au salol camphré après le lavage de l'oreille. Avant la fin du mois la chorée a cessé. En résumé, ce sont des cas de rhinorrhée, avec heredo-syphilis, otorrhée et chorée qui ont cédé au traitement approprié, après avoir résisté aux douches froides.

XII. — *L'Épilepsie.* — J'ai eu à soigner les oreilles de plusieurs épileptiques (V. obs. 109, 186, 325, 105, 41, 160, 198, 113 et 244).

Le nº 41 est une épileptique atteinte d'otorrhée à droite depuis 5 mois, avec douleurs vives au moment des mois ; elle a perdu du sang par l'oreille dans une attaque, et au moment des règles ; large perforation du tympan ; fongosités saignantes de la paroi labyrinthique; trompe perméable; tout est expliqué; guérison par les topiques.

Du n° 32 nous parlerons tout à l'heure, à propos d'un tic facial qu'elle éprouve.

Le n° 109, 29 ans, est curieux; l'otorrhée et la surdité droites existent d'enfance; l'épilepsie date de trois ans. Le conduit osseux est atrésié presqu'à l'entrée ; c'est à peine si un stylet fin pénètre dans l'infundibulum, d'où il fait sortir du pus séreux en très petite quantité; il faudrait élargir la voie d'écoulement (renvoyé en chirurgie).

Le n° 105 est une épilepsie à aura auditive; l'attaque débute par un bourdonnement et une extrême hyperesthésie de l'ouïe; il existe du catarrhe hypertrophique scrofuleux fluent des fosses nasales, avec sensibilité anormale de la muqueuse.

Les oreilles perçoivent la parole très facilement; le D.-V., la montre, toutes les épreuves sont positives; les appareils auditifs sont sains, mobiles; les trompes seules ne sont pas facilement perméables, les tympans rétractés, tendus, normaux; le malade sera cathétérisé. L'aura est auditive et les oreilles sont saines.

Le n° 113 est tout l'opposé. C'est une vieille otorrhée droite avec surdité datant de la première enfance; l'épilepsie débute à l'âge de 15 ans; large perforation, fongosités de la caisse et du conduit, écoulement purulent odorant, d'une abondance extrême. Soulagement par le traitement topique habituel, mais récidives rapides. Soumis au sirop de Gibert, guérison persistante depuis 4 mois, mais pas d'action sur les attaques.

Maintenant voici trois sujets atteints d'accès épileptiformes, d'épilepsie Jaksonienne dont l'examen otologique a été demandé.

Le n° 186, homme, 43 ans, peintre en bâtiments, entend assez bien les questions; ouïe douloureuse à droite, hyperesthésie manifeste. Montre 40 cent. à droite, et 20 cent. à gauche. Il y a trois ans, attaque subite avec perte de connaissance, il reste une hémiplégie droite; il y a de temps en temps une crise de douleurs atroces dans le cou et l'épaule à droite, puis une contraction brusque qui porte la face à gauche; accès semblable à un torticolis spasmodique.

Les oreilles n'offrent aucune lésion irritative. L'hyperesthésie droite n'est pas l'origine du spasme.

Le n° 198 est atteint de céphalalgie, de vertiges avec chute et perte de connaissance ; il lui est resté de la troisième attaque une contracture du bras droit et de l'embarras de la parole. La montre est perçue à 40 cent. à droite et à gauche. Aspect de sclérose vieille.

En plus de ses vertiges, il souffre d'une douleur vive à à l'oreille, pour laquelle on l'envoie à mon examen (lésion intra-crânienne comme le précédent).

Le N° 244 offre un intérêt particulier. C'est un cas d'épilepsie symptomatique avec perte de connaissance fugace d'abord, puis contracture du bras gauche et de la face à gauche. Epilepsie Jaksonienne chez un homme de 15 ans 1/2, ayant une otorrhée à gauche dès l'âge de 3 ans. Je trouve à gauche, dans un conduit atrésié, sous une couche épaisse de pus crémeux, des masses fongueuses polypiformes, siégeant à la fois dans le conduit osseux et dans la caisse. C'était en janvier. Le 17 février, un mois après, l'otorrhée est séchée, les polypes détruits, la caisse libre ; la douche d'air passe en sifflant ; l'oreille est guérie. Le père m'écrit qu'il n'y a pas eu d'accès depuis le 17 janvier ; or, il y en avait trois par semaine. On va suivre ce malade (1). En plus du pansement d'ouate au salol camphré, qui suit le lavage à l'eau boriquée, le sujet a pris pendant 25 jours une cuillerée à dessert de sirop d'iodure de potassium (10 d. = 1 gr.), à chaque repas.

Dans ces cas, c'est grâce à l'otorrhée, dont la nature a été soupçonnée heredo-syphilitique, qu'on a ordonné le traitement spécifique. Celui-ci paraît jusqu'ici avoir eu deux actions curatives, l'une sur l'otorrhée, l'autre sur les attaques.

XIII. — *Tics.* — Voici maintenant quelques cas de tics où les oreilles ont été soumises à notre examen.

On verra que le traitement de l'affection douloureuse locale peut modifier parfois le tic le plus tenace.

Le N° 15 est atteint de névralgie faciale par accès avec tic convulsif et vertige avec tendance à la chute en avant, sans perte de connaissance. Les oreilles sont normales.

Le N° 21 est sourd par sclérose et ankylose de l'étrier à gauche depuis longtemps ; la droite est normale. Bourdonne-

---

(1) 25 avril, pas d'accès. — Traitement iodique continué.

ments par crises, bouillonnements à gauche avec bruit rotatoire violent. Le malade, de temps en temps, au plus fort de l'accès, porte la face brusquement, spasmodiquement, à gauche, sur l'épaule gauche.

Suivant lui, les bruits causeraient ce tic (non revu).

Le N° 32 est un cas des plus intéressants, c'est une hystéro-épileptique du service, Mlle R.... Depuis 1 an 1/2, elle souffre dans l'oreille gauche, où elle éprouve des bourdonnements violents, et elle a depuis un tic de la face qui la tourne brusquement vers la gauche, sur l'épaule, avec contraction des muscles de ce côté. La malade se soulage en faisant une vive aspiration, le nez pincé, au moment de l'accès. L'examen montre une mobilité facile du tympan gauche scléreux, par le Valsalva ; mais surtout une *ostéo-périostite du mur de la logette*, très accusée, très nette. La montre est perçue à gauche à 20 centimètres. Pressions positives à gauche ; réflexes = O. Soulagement de la douleur et du tic par les applications topiques de cocaïne ; puis guérison de l'ostéo-périostite par le sirop de Gibert et les bains locaux d'eau chaude ; deux mois plus tard, le tic a cessé. Il y a maintenant six mois qu'il n'y a plus de tic.

J'ai eu à examiner aussi une jeune fille affectée de tics multiples, très fréquents, et dont les deux oreilles et les premières voies ont été trouvées saines ; l'exploration fut des plus délicates, vu les mouvements spasmodiques multiples et incessants du sujet.

Chez le N° 235, demoiselle, le tic consiste dans un spasme de la gorge, sorte de tic de raclage qui se répète à chaque instant et redouble dans l'émotion ; il est entretenu par une rétro-pharyngite chronique d'enfance. Le pharynx est actuellement plutôt sec et atrophique. Il n'y a ni glandes, ni tumeurs adénoïdes ; rougeur légèrement granitée générale ; à peine un peu d'exsudat, mais raclements énergiques répétés. Le traitement diminue la rougeur, mais ne modifie pas le tic (douches froides, cocaïne en badigeonnages naso-pharyngés).

Tous ces tics naissent sans doute d'une sensation plus ou moins fixe et douloureuse, mais sur un terrain prédisposé. L'hystérie, l'épilepsie, la chorée, la neurasthénie, les névralgies et leurs causes, etc., se trouvent mentionnées dans la plupart des observations, soit chez le sujet, soit chez ses ascendants. De là leur curabilité douteuse et les récidives fréquentes. Voici un fait qui montre l'influence de la prédisposition; pendant que nous donnions des soins à la femme B... (n° 32) pour ce tic avec lésion subaiguë du mur de la logette (partie interne et supérieure du conduit osseux), un homme était soigné pour une carie du mur, avec perte de substance telle qu'elle met à jour la partie supérieure de la caisse et les têtes des osselets. Or, il n'avait éprouvé aucun trouble nerveux, d'aucune sorte, et sa lésion datait de l'enfance; l'oreille était sourde absolument. Le terrain sur lequel la lésion se développe importe donc ici bien plus dans la genèse de ces spasmes réflexes que la lésion même qui peut être quelconque. Cependant, on le voit, en même temps que l'on traite la neurasthénie générale, on devra traiter par les moyens topiques appropriés la lésion ou la douleur otique, nasale ou pharyngée, concomitante du tic observé. Ce fait encourageant paraît démonstratif à ce point de vue.

XIV.— *Affections cardiaques; artério-sclérose.*—Nous continuons cette longue étude qui contient la démonstration évidente de l'utilité des connaissances otologiques, et montre dans combien de cas elles peuvent servir au praticien instruit, par un exposé rapide de quelques faits de troubles subjectifs auriculaires liés aux affections cardiaques, ou à l'artério-sclérose et améliorés par le traitement général. L'otologiste y trouvera plus d'un enseignement.

La dame B... (N° 115), de 59 ans, pâle, maigre, d'aspect cachectique, et atteinte depuis longtemps de surdité totale à droite et de sifflements incessants, puis de vertiges par accès depuis 3 ans; elle est souvent tombée à terre dans ses accès; elle tournait à droite; elle ne perdait pas connaissance; elle a des insomnies, des bourdonnements et des étourdissements la nuit. Douleur constante, embarras dans la tête, craquements et gêne des mouvements du cou, raideur dans la nuque. L'examen montre l'oreille droite sclérosée; l'étrier est immobile; le D.-V. est exclusivement perçu par l'oreille gauche, restée bonne (M. = 20 centimètres). Rien au pharynx, ni dans les fosses nasales. Etouffement manifeste, facile à la marche; souffle râpeux à la pointe du cœur. Je fais la raréfaction à droite, sans résultat; j'ordonne la digitale et le lait, puis l'iodure de sodium. La malade avait pris, sans bénéfice durable, plusieurs séries de sulfate de quinine. En un mois, la mine revient et les vertiges ont cessé. C'est bien là un cas de vertige de Ménière, lié à l'ankylose des osselets de l'ouïe, mais le mauvais état de la circulation cardiaque avait sur leur genèse une influence prépondérante et amenait les rechutes, malgré la médication par excellence. La cause prochaine de ces excitations du nerf labyrinthique n'est pas facile à trouver ; ici, il semble qu'il y a surtout anémie et neurasthénie.

D'autres fois, c'est un état congestif de la tête qui reconnaît pour cause l'affection cardiaque. C'est ainsi que par le fait d'une lésion auriculaire chronique, ancienne souvent, le sujet subit le contre-coup de ces troubles circulatoires, sous forme de bourdonnements, de vertiges qui peuvent aller jusqu'à la chute à terre.

Le nerf du labyrinthe enmuré par une obturation des fenêtres tympaniques réagit aux moindres oscillations des pressions intérieures et ressemble à un manomètre extrêmement sensible aux variations de la [circulation et de la tension sanguine.

Le N⁰ 200, M. Ch..., 53 ans, est un type de cet ordre. A la suite d'un coryza aigu, fébrile, il a depuis trois mois des bourdonnements d'oreilles incessants et des vertiges qui le tourmentent constamment, mais surtout avant les repas. D'abord j'enlève des bouchons de cérumen durci ; les deux tympans sont tendus, enfoncés, sombres ; pas de triangle lumineux ; manche très oblique ; apophyse externe saillante ; M.$=30$ centimètres à droite et à gauche. D.-V. central ; diapason aérien plus fortement senti que sur le crâne ; mais D.-V. non mobile par l'occlusion des méats ; le son est plutôt affaibli. Les pressions sont positives ; les réflexes $= 0$. Trompes closes. Rhino-pharyngite chronique, avec subœdème indolore des piliers et des parois latérales...

En 20 jours, l'état fluxionnaire s'est amendé et l'audition est meilleure, et le sujet se sent plus solide, les étourdissements sont plus rares. Mais, deux mois après, sans accident nouveau du côté de la gorge, reprise des vertiges ; il lui faut se faire accompagner ; les trompes sont perméables ; la M. est perçue à 50 centimètres à droite et à gauche ; les oreilles sont claires et mobiles, mais bien moins à gauche. (Politzer quotidien ; sulfate de quinine 10 jours). C'est en voyant la persistance des bourdonnements et de l'état vertigineux, coïncidant avec l'état vultueux de la face du sujet, d'ailleurs sobre, que l'examen du cœur est fait. On découvre un souffle très rude à la pointe. Le sujet avoue s'essouffler vite et dormir mal ; le lait et l'iodure sont ordonnés après 5 jours de l'emploi de la teinture de strophantus ; de plus, le traitement topique sera continué. Le soulagement rapide persiste depuis 1 mois.

Autre observation d'oreille cardiaque.

Obs. 48. — Dame M..., 59 ans. Depuis 3 mois, elle souffre de vertiges sans perte de connaissance et de retentissement douloureux dans la tête, s'il y a des bruits, s'ils sont aigus surtout ; sa voix résonne ; quand elle parle, ça l'étourdit. Elle répond bien ; son oreille gauche est bonne... A droite, le tympan est cotonneux ; le manche ne se meut pas distinctement ; la montre est perçue à 30 centimètres à droite. C'est ce côté qui souffre et qui sonne quand elle marche, parle, ou qu'il y a des bruits. Ses vertiges la tourmentent même au lit ; elle a de l'insomnie ; il lui suffit de lever la tête pour que l'étourdissement commence. Depuis 1 mois, elle a vu deux fois et abondamment, elle est essoufflée et depuis longtemps ne peut monter les escaliers ; gorge et fosses nasales normales. Souffle râpeux avec maximum à la pointe (lait, teinture de strophantus et sirop d'Iod. de potassium et de fer). 15 jours après, les vertiges ont disparu ; le sommeil est bon. L'aération des caisses est facile, le Politzer est exécuté chaque matin. Le soulagement a été très rapide ; dès le 8e jour, l'amélioration était évidente et les insomnies disparues. L'influence des troubles de la circulation cardiaque et leur retentissement sur l'oreille sont manifestes ici.

Le N° 216 présente une lésion otique et des troubles subjectifs auditifs indiscutables ; des vertiges presque permanents, le sentiment d'une instabilité constante, une céphalée vive dès qu'il veut travailler, des bourdonnements dans les deux oreilles, mais surtout à gauche ; il a de la lourdeur de tête, de la somnolence après le repas, et de l'incapacité de travail. Il est court, gros et gras ; il s'essouffle au moindre exercice ; on ne trouve rien dans ses urines ; mais l'examen du cœur montre l'existence d'une hypertrophie énorme du cœur, avec souffle profond, battements sourds, matité étendue ; pouls inégal, toute une pléiade de signes de cardiopathie. Les oreilles sont bonnes, bien que la portée soit faible pour la montre (25 à 30 centimètres). Mais la gauche dont le sujet se plaint, et qui est le siège du bourdonnement le plus agaçant, présente une suffusion sanguine sur la paroi inférieure du conduit ; du sang noir s'écoule, au passage du spéculum, par gouttes, de la peau bleue et comme variqueuse en ce point, sans douleur aucune, au grand étonnement du sujet et de l'observateur. Teinte sombre et enfonçure des tympans normaux. La circulation de l'air par les trompes facile. Il y a surtout congestion de la tête et des muqueuses naso-pharyngiennes sans état inflammatoire.

Le traitement ordonné avec succès a consisté dans l'usage du lait, de la teinture de strophantus et du sirop d'iodure de sodium.

XV. — *Artério-sclérose, épilepsie symptomatique, aura auditive et vertige.* — Dans ces divers cas le vertige et les troubles auditifs sont simples, il n'y a pas eu de perte de connaissance, et la ressemblance avec le vertige *ab aure læsa* est typique. Quand il s'y joint une véritable lésion otique, nous avons vu qu'il y avait urgence de satisfaire aux deux indications, otique et cardiaque, sous peine de voir des rechutes se produire et le traitement par la quinine si utile s'user même. Chez le malade suivant, c'est encore à une artério-sclérose que nous avons dû rapporter tous les accidents graves observés; mais ils dépassaient de beaucoup les proportions de ceux qui précèdent, grâce sans doute à la généralisation de la sclérose.

Obs. n° 166 (résumée). — M. L..., 61 ans, grand, robuste, rougeaud de teint, ne se plaint pas de surdité, mais d'attaques de vertiges subits, avec chute, depuis un an, à peu près chaque mois. Le malade se tient droit sur ses jambes, parle avec facilité, se remue en tous sens, et ne semble en rien lésé dans sa stabilité, au moment où il se montre. L'accès débute par une sensation de serrement dans les deux oreilles, qui se mettent à bourdonner très fort. Le sujet ajoute qu'à ce moment il est souvent obsédé par un air de chanson, toujours le même ! Puis la constriction s'accroît; il tombe sans connaissance. Dans l'intervalle des attaques, il reste très souvent fatigué. Il entend bien, répond vite; n'a jamais rien eu aux oreilles. L'exploration la plus minutieuse n'y trouve absolument rien d'anormal. D.-V. central, mobile par occlusion à droite et à gauche; D.-V. moins perçu que le D. aérien; D. aérien égal à droite ou à gauche.

Pressions positives à droite et à gauche; réflexes normaux à droite et à gauche. A la vue, tout normal; claquement tympanique par la déglutition et le Politzer. Etat normal partout; pas de vertige provoqué. C'est un marchand de vins, à la campagne. Son médecin l'a mis au lait déjà plusieurs fois pour ses abus alcooliques, mais il est très sobre maintenant. Les urines sont belles, et non mousseuses. Le malade a un peu le « vent court »; il met cela sur le compte de l'âge. On examine le cœur; et l'on trouve un souffle râpeux, au 1er temps; des battements irréguliers, un pouls très inégal; il n'y a pas d'œdème, et il n'y en a jamais eu. La temporale est dure sous le doigt et sinueuse. Le malade est remis au régime lacté; puis soumis à des prises biquotidiennes de Teinture de Strophantus pendant 10 jours. Puis, le sirop d'iodure de sodium sera pris au repas. Sous cette influence thérapeutique, le sujet nous revient le 26 juillet, très amélioré; il est moins congestif, il a moins d'essoufflement; le souffle cardiaque est moins râpeux. L'accès attendu pour la fin de la période mensuelle n'est pas venu cette fois.

Cette observation nous montre un accident vertigineux bien différent de celui qu'on nomme vertige de Ménière. Ici il y a une aura auditive manifeste, hallucinatoire au début de l'accès, puis une perte totale de connaissance; l'individu tombe; il a des convulsions épileptiques très rapides, et on le transporte chez lui. Les facultés cependant restent intactes après, et les reins fonctionnent; mais les artères superficielles sont scléreuses et, sans doute, il y a surtout une lésion cardiaque très nette. Dans ce cas, les oreilles sont absolument saines; l'aura est psychique.

C'est une épilepsie symptomatique liée à l'alcoolisme et à l'artério-sclérose consécutive; il n'y a aucune céphalalgie, aucun trouble de la mémoire ni des facultés intellectuelles une fois l'attaque passée.

XVI.—*Hallucination auditive.*—Nous complétons cette galerie de tableaux par un autre fait d'aura auditive tout différent d'origine.

Obs. 46. — La demoiselle est une maniaque, cette fois; elle est sourde totalement de l'oreille droite depuis l'âge de 20 ans; elle n'a jamais de maux de tête, mais des insomnies fréquentes depuis 4 mois. Elle entend, et davantage dans son oreille sourde, des chants, des romances qu'elle reconnaît; et les fredons les plus variés dans les deux oreilles; ceux-ci sont plus forts au moment des repas. Dès qu'elle s'éveille, les chants commencent. Elle était sujette aux attaques de nerfs dans sa jeunesse, elles recommencent maintenant. Rhinite chronique à redoublements cachectiques. M. à 20 centim. à gauche; M. = B. par le crâne; D.-V. perçu à gauche et fixé; oreille droite perdue et scléreuse. Oreille gauche tendue, sans triangle lumineux; trompes closes. La malade a été étudiée par le Dr Ballet qui me l'envoie pour examiner ses oreilles. Il y a des hallucinations auditives, mais des deux côtés; cependant les romances les plus belles sont chantées plutôt à l'oreille droite, la plus sourde des deux.

L'an dernier, j'ai pu examiner les oreilles de deux malades atteints d'hallucinations de l'ouïe, et dont l'audition et les oreilles étaient absolument normales. De même, dans l'observation de tout à l'heure (166), nous avons vu l'aura épileptique constituée par une hallucination de l'ouïe, sans lésion aucune des organes auditifs.

Dans cette revue, j'ai pris parmi les faits observés ceux qui me semblaient par leur complexité et les difficultés du diagnostic offrir le plus d'intérêt pour le praticien et pour l'auriste. On ne sera pas étonné de la large place donnée dans cette analyse aux affections névropathiques ; on ne pouvait attendre moins d'une étude statistique alimentée par une clinique-annexe du service des maladies du système nerveux. L'originalité de ce travail a consisté surtout à montrer les étroits rapports qui unissent la pathologie auriculaire et la grande classe des névroses.

Je donne ci-après les tableaux détaillés des faits qui ont servi de base à mon travail et du mouvement de la clinique.

SALPÊTRIÈRE. — PROFESSEUR CHARCOT.

Clinique des maladies du système nerveux.

Service Otologique (Statistique de l'année 1890).

Nombre de consultations 545
Nombre de consultants 227
Malades du service. 60

Affections observées (1) :

Malformations 2
Lésions traumatiques. 7
Otorrhagies 5

---

(1) Les malades reparaissent plusieurs fois dans ces tableaux analytiques suivant les symptômes majeurs.

Lésions de l'oreille externe :

Affections cutanées du pavillon 4
Atrésies du conduit 4
Bouchons de cérumen 26
Carie du mur de la logette et ostéo-périostite . . 5
Corps étrangers du conduit. 2
Polypes du conduit auditif externe 2

Lésions de l'oreille moyenne :

Otites simples aiguës . . . . »
Otites suppurées 47
Abcès mastoïdes sous-périostiques 2
Otorrhées. 38
   — avec perforation du tympan . . . . »
   — avec fongosité. 27
Polypes auriculaires 5
Otites chroniques 49
   — avec obstruction tubaire 2h
Scléroses, otites sclérémateuses 32
Lésions otiques *bilatérales* chroniques 38

Troubles fonctionnels les plus accusés :

Surdité, affaiblissement de l'ouïe 153
Bourdonnements d'oreilles 71
Hyperacousie, ouïe douloureuse 6
Otalgie 12
Autophonie 5
Vertiges 52
   — sans lésion otique 2
   — continu 19
   — avec chute 13
   — par accès, dits de Ménière 17
   — avec rotation à droite et à gauche . . 9
   — avec sensation de renversement . . . 6
   — avec nausées et vomissements 5

Vertiges provoqués :

   Par la raréfaction 2
   Par le Politzer 3
   Par les pressions centripètes. 2
   Par les mouvements de la tête 3
   Par une affection stomacale ou autre. . . . 2
   Au moment des règles. 2
   Par congestion pharyngée 2
   Dans les accès de névralgies 1

*Affections nerveuses concomitantes, antécédentes ou
consécutives :*

Névralgies faciales	21
Paralysies faciales	17
Troubles visuels	16
Migraine ophtalmique	1
Migraine	8
Tics de la face et autres	4
Chorée	2
Neurasthénie	18
Aura auditive dans l'épilepsie . . . . . , . .	1
L'oreille, point hystérogène	1
Hallucinations	1
Absences	1
Hystérie	14
Maladie de Basedow	2
Tabes	4
Hémorrhagie cérébrale	1
Tumeurs, néoplasmes cérébraux	2
Epilepsie	8
Nystagmus	1
Dyspepsie	2
	———
	125

Etiologie générale (cas notés) :

Affections cardiaques, artério-sclérose	5
Pneumonie	1
Syphilis	9
Tubercules	»
Goutte, diabète	1
Rhumatisme	9
Fièvre typhoïde	2
Rougeole	2
Variole	1
Scarlatine	3
Sourds-muets, méningite	1
Idiot, fièvre typhoïde	1
Surdités nerveuses ou sans lésion otique	11
— — par la foudre	2

Etiologie de voisinage :

Rhinites : flux chronique	77
Pharyngites chroniques	51
Hypertrophies des amygdales	2
Epistaxis	2
Sténoses nasales	9

Opérations, traitements topiques:

Incision tympanique 6
Mobilisation de l'étrier (1 amélioré). 5
Abcès mastoïdes, fistules. 2
Incision de Wilde 3
Abcès ganglionnaire 1
Abcès de la face postérieure du pavillon 1
Polypes auriculaires et fongosités de la caisse et du
  conduit. 15
Dilatation des atrésies 2
Raréfaction (9 avec succès). 15
Polypes du nez 2
Tumeurs adénoïdes 7
Cathétérismes de la trompe. 19
Massage de la trompe. 1
Injection dans l'antrum d'éther iodoformé 1